王江宁教授团队

难愈性创面诊疗

病例精解

主　编　王江宁

副主编　高　磊

编　委　陈天贵　郑海亮　石　宇　秦新愿　李天博

王　硕　刘立华　尹叶锋　于泽洋　王　靖

（德）迈克尔·罗萨曼（Michael Roseamann）

（德）汉斯·冈瑟·马钦斯（Hans-Günther Machens）

科学技术文献出版社

SCIENTIFIC AND TECHNICAL DOCUMENTATION PRESS

·北京·

图书在版编目（CIP）数据

王江宁教授团队难愈性创面诊疗病例精解/王江宁主编. —北京：科学技术文献出版社，2021.9

ISBN 978-7-5189-5870-2

Ⅰ.①王… Ⅱ.①王… Ⅲ.①创伤外科学—诊疗—病案—分析 Ⅳ.①R64

中国版本图书馆 CIP 数据核字（2019）第 159540 号

王江宁教授团队难愈性创面诊疗病例精解

策划编辑：胡 丹　　责任编辑：胡 丹　　责任校对：文 浩　　责任出版：张志平

出 版 者	科学技术文献出版社
地 址	北京市复兴路 15 号　邮编 100038
编 务 部	（010）58882938，58882087（传真）
发 行 部	（010）58882868，58882870（传真）
邮 购 部	（010）58882873
官 方 网 址	www.stdp.com.cn
发 行 者	科学技术文献出版社发行　全国各地新华书店经销
印 刷 者	北京地大彩印有限公司
版 次	2021 年 9 月第 1 版　2021 年 9 月第 1 次印刷
开 本	787×1092　1/16
字 数	166 千
印 张	14.25
书 号	ISBN 978-7-5189-5870-2
定 价	128.00 元

主 编 简 介

王江宁，首都医科大学附属北京世纪坛医院矫形外科学科带头人，主任医师，教授，博士研究生导师。国际知名矫形专家，享受国务院政府特殊津贴专家。国际医学保肢协会副主席，中华预防医学会组织感染与损伤防治专业委员会主任委员，北京国际创面与糖尿病足论坛大会主席。教育部科技进步奖评审专家，国家自然科学基金行评专家。作为第一作者在 SCI 收录期刊发表 30 余篇论文。获国家教育部科技进步奖 1 项、省部级科技进步奖 3 项、国家发明专利 2 项、美国发明专利 1 项及印度发明专利 1 项。承担国家自然科学基金项目 3 项。

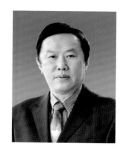

高磊，首都医科大学附属北京世纪坛医院矫形外科副主任医师，糖尿病足知名专家团队成员之一。主要从事修复重建显微外科、矫形骨科专业工作。首都医科大学博士，曾留学德国乌尔姆大学创伤骨科中心；在德国斯图加特人民医院 Bad Cannstatt 院区糖尿病足中心做访问学者；在德国赖讷 Mathias-Spital 医院夏科氏足研究中心进行研究工作。在 SCI 收录期刊及国内核心期刊发表多篇论文。担任 2 项国家自然科学基金项目及 3 项首都医学特色项目的第二负责人。

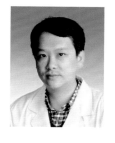

前　言

　　王江宁教授糖尿病足综合诊疗知名专家团队是由北京市医院管理局于 2018 年 4 月 2 日批准的第四批市属医院知名专家团队（京医管医护〔2018〕10 号），我团队打造了以创面愈合为核心的科室内多学科团队协作（multiple disciplinary team，MDT）综合治疗模式，规避了传统科室各自为政、单打独斗的局面，采用"联合作战"的方式，对患者进行全面检查和细致诊断，针对具体病情制定适合患者的诊疗方案。

　　我团队拥有肢体矫形专家、骨科专家、血管外科专家、整形科专家、糖尿病足专家、营养科专家、血液净化专家、重症医学专家、疼痛科专家、支具工程师、创面治疗师及专业护师等成员，是一个科室的团队，而不是一个医院的团队。团队以外科综合治疗为主体，内科医师辅助管理，营养师参与饮食调整，康复技师指导功能锻炼，足病鞋制造师制造功能支具，足病治疗师进行日常护理。目前，科室内 MDT 模式被公认为是中国现有医疗条件下最理想的糖尿病足慢性创面综合治疗模式。

　　科室内 MDT 模式诊疗方式包括：①全身基础治疗（基础疾病的控制、全身并发症处理、抗菌药物应用等）；②危重症管理（呼吸循环支持、血液净化技术）等技术手段；③合理膳食，低碳饮食控制血糖；④外科综合治疗（骨搬移、加压灌注、血管外科介入技术、清创、植皮及皮瓣技术、死骨去除、腰交感神经节阻滞术治疗疼痛、负压技术应用等）；⑤其他治疗方式（生物制剂、微氧、臭氧等）；⑥下肢减轻负重及肢体康复（支具、糖尿病足鞋、减负鞋垫、肢体的运动康复、适当的中医按摩防止关节屈曲畸形等）；⑦科学适量运动；⑧中医中药。

慢性难愈性创面，俗称溃疡，也称慢性伤口。国际伤口愈合学会对其定义为"无法通过正常有序且及时的修复过程达到解剖和功能上完整状态的创面"。临床上多指各种原因形成的创面经 1 个月以上治疗未能愈合，也无愈合倾向者，而这里所指的 1 个月并非绝对时间，其有赖于创面大小、病因、个体一般健康状况等多种因素。通常，当创面每周不能缩小 10% ~15% 或超过 1 个月不能缩小 50% 时，就被认为是慢性难愈性创面。

本书展示了我团队临床治疗慢性难愈性创面的主要措施与体会，以病例分析的形式对糖尿病足溃疡创面、下肢缺血性疾病创面、神经病变创面、压力性损伤创面、肿瘤性创面等治疗中存在的问题进行总结与分析，综合介绍了外科常规清创、切开引流、换药（敷料应用）、蛆虫生物清创疗法、植皮及皮瓣技术、负压技术、皮肤牵张闭合器技术、下肢骨搬移技术、体外循环加压灌注技术、介入治疗、三维重建矫形支具及鞋具技术、营养综合管理及糖尿病患者危重症管理（呼吸循环支持、血液净化技术）等技术手段。

本书是一本实战教学用书，也是对创面治疗有规范和引导作用的指南。期待从事创面修复行业的读者通过对本书的阅读能拓展对难愈性创面治疗的思路，进一步提升创面修复诊疗能力，也期待本书能提高本专业规范化水平。

目　录

001　脱细胞异体真皮在糖尿病足创面修复中的应用 3 例 …………………… 1

002　糖尿病足坏死性筋膜炎综合治疗 1 例 …………………… 11

003　可注射富血小板纤维蛋白修复糖尿病足溃疡 1 例 …………………… 21

004　下肢糖尿病性坏死性筋膜炎创面 2 例 …………………… 30

005　颈部糖尿病性坏死性筋膜炎创面 1 例 …………………… 41

006　皮瓣修复臀部糖尿病性坏死性筋膜炎创面 1 例 …………………… 46

007　糖尿病足合并骨髓炎难治性创面 1 例 …………………… 51

008　2 型糖尿病足坏疽保肢 1 例 …………………… 56

009　难愈合压疮创面修复 1 例 …………………… 61

010　髋部难愈合创面修复 1 例 …………………… 71

011　臀部化脓性汗腺炎创面修复 1 例 …………………… 77

012　大面积压力性损伤 3 例 …………………… 85

013　糖尿病难治性创面 1 例 …………………… 96

014　难治性创面合并糖尿病周围血管病 1 例 …………………… 101

015　难愈合压力性损伤患者合并肺炎综合治疗 1 例 …………………… 106

016　腹股沟区难治性癌性创面 2 例 …………………… 115

017　面部放疗后癌症感染性创面 1 例 …………………… 121

018　软组织感染创面 1 例 …………………… 125

019　夏科氏足足底溃疡 1 例 …………………… 129

020　腰交感神经节射频毁损术治疗糖尿病性周围神经痛 1 例 …………………… 138

021　2 型糖尿病合并复杂性化脓性汗腺炎 1 例 …………………… 143

022　重度感染合并骨髓炎 1 例 …………………… 151

023　ECMO 局部灌注游离皮瓣修复糖尿病足创面 1 例 …………………… 156

024　ECMO 技术治疗糖尿病足下肢缺血病变 1 例 …………………… 163

025　2 型糖尿病性足坏疽合并大面积皮肤缺损 1 例 ……………… 168

026　糖尿病足矫形鞋 3 例 …………………………………… 177

附 1　糖尿病足、糖尿病皮肤综合征的细胞机制及干细胞再生

　　　治疗的潜力 …………………………………………… 189

附 2　应用体外循环灌注游离皮瓣治疗糖尿病足创面的临床标准

　　　指南 …………………………………………………… 204

001
脱细胞异体真皮在糖尿病足创面修复中的应用3例

📋 病历摘要

病例1

患者，男，49岁。主因右足红肿破溃伴疼痛4天入院。

[现病史] 患者4天前不慎磕破右足背，未经特殊处理，创口逐渐扩大伴足背肿胀疼痛，2020年9月3日就诊于北京某三甲医院，诊断为糖尿病足感染，给予斯沃+泰能抗感染、足部切开引流及换药治疗，现足部肿胀蔓延至小腿，创口大量脓性渗出，为求进一步治疗就诊于我院急诊科，以"2型糖尿病性坏死性筋膜炎"收入我科。患者自发病以来未发热，精神一般，饮食及二便可，近期体重较前减轻2 kg。

[既往史] 糖尿病病史 3 年，未规律注射胰岛素，未规律监测血糖。痛风病史 14 年。

[入院检查] 右小腿及右足肿胀明显，压陷性水肿，皮温高；足背外侧皮肤软组织发黑坏死；右踝前侧及足背可见 4 处切口，最长约 6 cm，深达筋膜；足踝两侧可见 2 处长约 4 cm 切口，切口内可见灰黑色坏死组织（图 1 - 1），大量脓性渗出，恶臭味，足趾感觉减退，右足活动受限，足背动脉搏动减弱。

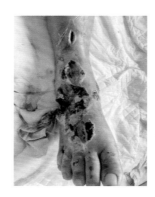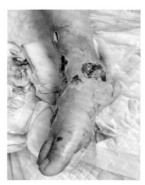

图 1 - 1　切口内可见灰黑色坏死组织

[入院诊断] 2 型糖尿病性坏死性筋膜炎，2 型糖尿病性足溃疡和周围血管病，2 型糖尿病性足溃疡和周围神经病，代谢性酸中毒，低蛋白血症，低钠血症，肾功能异常，高尿酸血症，轻度贫血，凝血功能异常，下肢水肿，2 型糖尿病。

[治疗及转归] 入院后调整基本情况，给予抗感染、补充白蛋白、消肿止痛、输血、创面换药等治疗，患者有手术指征、无明显手术禁忌证，于 9 月 11 日神经阻滞麻醉下行右足清创探查 + 皮肤和皮下组织切开引流术 + 外固定架固定术（图 1 - 2）；于 9 月 27 日单次腰麻下行右足清创探查 + 脱细胞异体真皮移植术（图 1 - 3），两次术后均给予抗感染、营养神经、补充白蛋白、消肿止痛及输血治疗；于 10 月 8 日行取皮植皮术，10 月 18 日出院，创面完全愈合（图 1 - 4）。

笔记

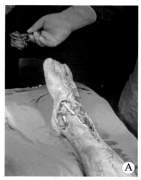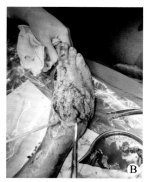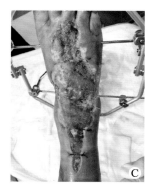

A：右足清创探查　　　B：皮肤和皮下组织切开引流　　C：外固定架固定

图 1-2　9 月 11 日经阻滞麻醉下手术

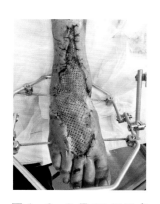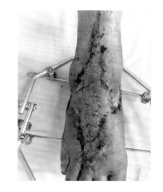

图 1-3　9 月 27 日手术　　　图 1-4　10 月 18 日创面完全愈合

病例2

患者，男，71 岁。主因左足拇指离断术后 2 周，跖骨坏疽 5 天入院。

[现病史] 患者于 2 周前因左足拇指坏疽在外院行跖趾关节离断术，术后拇指感染未得到控制，5 天前跖骨继发坏疽，创面持续恶化，伴大量脓性分泌物涌出，为求进一步诊疗就诊于我院急诊科，以"糖尿病性足坏疽"收入我科。患者自发病以来无发热，精神一般，饮食及二便可，近期体重无减轻。

[既往史] 糖尿病病史 16 年，血糖控制欠佳。

[入院检查] 左足拇指离断术后状态（图1-5），第1跖骨外露，跖骨头发黑坏死，创腔内可见大量脓性分泌物，足趾感觉减退，左足活动轻度受限，足背动脉及胫后动脉搏动减弱。

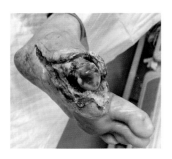

图1-5　患者入院时患足情况（侧位）

[入院诊断] 2型糖尿病性足坏疽，跖骨骨髓炎，足软组织感染，2型糖尿病，2型糖尿病性足溃疡和周围血管病，2型糖尿病性足溃疡和周围神经病，低蛋白血症，低钠血症，肾功能异常，轻度贫血，凝血功能异常。

[治疗及转归] 入院后调整基本情况，给予抗感染、补充白蛋白、消肿止痛、输血及创面换药等治疗。患者有手术指征、无明显手术禁忌证，彻底清除坏死组织后，行脱细胞同种异体真皮与自体刃厚皮联合移植（图1-6），术后给予抗感染、营养神经、补充白蛋白、消肿止痛、输血治疗，最终创面完全愈合（图1-7）。

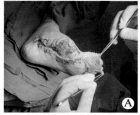

A：清创及跖骨残端修整后创面，创面面积4.5 cm×5.0 cm

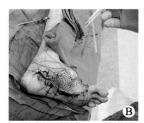

B：将网格状脱细胞同种异体真皮覆盖于创面表面

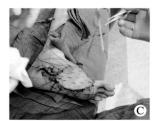

C：将自体刃厚皮覆盖于脱细胞同种异体真皮表面

图1-6　术中

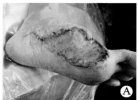

A：术后7天自体刃厚皮成活

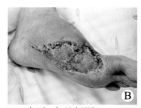

B：术后3个月创面

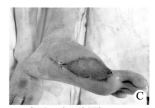

C：术后10个月创面

图1-7　术后

笔记

病例 3

患者，女，54 岁。主因右小腿外侧破溃不愈 20 余天入院。

[现病史] 患者 1 年前穿鞋磨损后出现右足部破溃，换药处理约 1 年后愈合。20 天前无明显诱因再次出现右小腿外侧破溃，皮肤发黑，开始约"指甲盖"大小，创面逐渐扩大，现约"手掌"大小，渗液伴脓性分泌物，局部刺痛感，无发热等不适，换药处理效果不佳。患者自发病以来精神可，饮食及二便可，体重未见明显变化。

[既往史] 高血压病史 30 余年，口服阿司匹林肠溶片、硝苯地平控释片及倍他乐克治疗；高脂血症病史，口服阿托伐他汀钙片治疗；2 型糖尿病病史 12 年，口服阿卡波糖及注射胰岛素降糖治疗。

[入院检查] 一般状况可，双肺呼吸音粗，腹软，无压痛，肝脾肋下未及肿大，心音有力。右小腿远端外侧破溃，面积约 15.0 cm × 7.0 cm，创面黑痂，痂下组织坏死伴脓性分泌物及炎性渗液，局部压痛，创缘色素沉着；跟腱部瘢痕，两侧按压波动感，无压痛，踝及趾活动可，足背动脉搏动可，末梢血运可（图 1-8）。

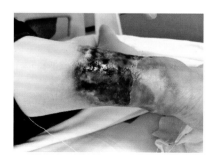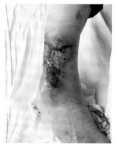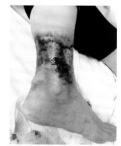

图 1-8　入院时创面

[入院诊断] 下肢软组织感染，2 型糖尿病性坏死性筋膜炎，2 型糖尿病性周围血管病，2 型糖尿病，低蛋白血症，轻度贫血，高血压，高脂血症。

[治疗及转归] 入院后完善检查，除外手术禁忌证，向患者及家属交代病情，签署手术治疗知情同意书。首先行创面痂下清创，促进创面修复及保护创面（图1-9）；待创面干燥后，去除痂片并给予创面负压引流促进肉芽组织生长；同时行跟腱清创，清除双侧囊袋；待肉芽组织生长良好后给予创面异体真皮及自体刃厚皮植皮（图1-10）；创面清创换药处理，创面逐渐愈合（图1-11）。

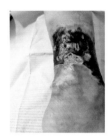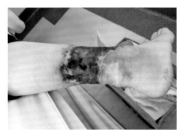

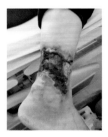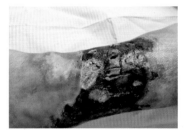

图1-9　创面痂下清创，促进创面修复及保护创面

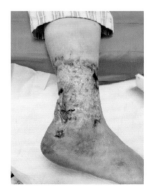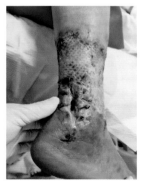

图1-10　给予创面异体真皮及自体刃厚皮植皮

笔记

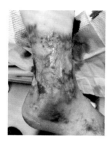 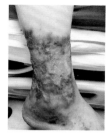 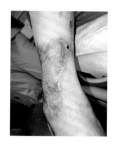 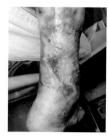

图 1 - 11   创面最终愈合

病例讨论

1. 脱细胞异体真皮的临床应用

脱细胞同种异体真皮（北京桀亚莱福生物技术有限公司 J-1 型）在整形创面修复中有着重要的价值。脱细胞异体真皮为其结构中的主要部分，与真皮细胞外基质有相同的结构和成分，制作过程中去除引发宿主免疫排斥反应的细胞成分，保留了完整的基底膜，能够诱导细胞新生和扩展，无抗原性，促进新生血管和上皮细胞形成。各种创面的凹陷，需要不同材料或组织去充填，脱细胞异体真皮则可作为补片，是充填修复创面的有效方法之一。具有瘢痕挛缩、整形松解、复合皮覆盖、修复创面的作用，既可节省自体皮，效果又与自体全层皮相当。

应用脱细胞同种异体真皮与自体刃厚皮复合移植修复创面，脱细胞同种异体真皮的基质成分可有效调节成纤维细胞增生，使保留的基底膜能有效诱导新生上皮细胞的生长及分化，从而为自体表皮成活及其与真皮层进行紧密连接提供良好的条件，有效促进创面愈合，使重建的皮肤具有很好的弹性及外观。而且，自体表皮和同种异体真皮之间的牢固结合，有利于维持与提高皮肤的耐磨、耐压性能，还能有效对抗移植皮片后引起的挛缩现象。

笔记

2. 复合皮移植的方法

（1）脱细胞异体真皮的准备。先用生理盐水反复清洗 3 次，剪去漂浮的纤维组织，用湿盐水纱布包裹备用。切忌放入盐水中浸泡，以防皮片肿胀。

（2）复合皮移植的 2 种方法：一步法和两步法。①一步法：将脱细胞异体真皮和自体刃厚皮同时移植于创面，手术一次完成。优点：减少患者痛苦，省时、节省医疗费，适应证多、术后效果好。②二步法：先将脱细胞异体真皮或人工真皮移植于创面，待建立血运后（约术后 10～14 天），再植自体刃厚皮，需 2 次手术。适合于人工真皮或伤口条件差的创面。

3. 受皮区的准备与要求

①彻底切除瘢痕、各种病灶或坏死组织，保留有活力的组织，创基应平坦，止血彻底，脂肪层上不宜植皮。②对于感染的创面，认真准备手术，进行换药、局部浸泡或浸浴，减少创面分泌物、控制感染。术中刮除肉芽组织，若有纤维板形成，则一并切除。刮除前后，用 1% 过氧化氢溶液、生理盐水、甲硝唑液反复清洗 3 次，使创面细菌量降低，从而不影响皮片成活。

4. 脱细胞异体真皮的组织工程学特性

脱细胞异体真皮基质为组织工程学材料，是一种通过特殊处理的无活力组织，仅保留完整的基底膜与真皮细胞外基质，能为上皮细胞的移行与定植提供良好的条件。脱细胞同种异体真皮主要是通过生物化学、细胞生物学等方法去除具有高度抗原性的表皮细胞与真皮成纤维细胞，有效降低抗原性、减轻炎性反应，减少机体免疫排斥反应，同时使无抗原性的细胞外基质三维框架结构及成分得以有效保留。

笔记

王江宁教授点评

　　脱细胞异体真皮是将同种异体真皮中的细胞去除，保留细胞外基质的一种生物材料，具有良好的组织相容性，降低了宿主排异反应。脱细胞异体真皮因其具有对人体抗原性小、无毒性、吸收少、柔软、易塑性、手感好、植入后有新生血管长入和成纤维细胞移入等特点，在糖尿病足创面修复方面具有良好的治疗效果。具有术后创面恢复平整、皮片有光泽、瘢痕轻、与周围皮肤相似等优点。应用后关节活动良好，皮片挛缩轻，无明显增生，还能节省自身皮源，可最大限度地恢复患处功能。

参考文献

1. ZELEN C M, ORGILL D P, SERENA T, et al. A prospective, randomised, controlled, multicentre clinical trial examining healing rates, safety and cost to closure of an acellular reticular allogenic human dermis versus standard of care in the treatment of chronic diabetic foot ulcers. Int Wound J, 2017, 14 (2): 307 – 315.

2. CAMPITIELLO F, MANCONE M, DELLA CORTE A, et al. To evaluate the efficacy of an acellular flowable matrix in comparison with a wet dressing for the treatment of patients with diabetic foot ulcers: a randomized clinical trial. Updates Surg, 2017, 69 (4): 523 – 529.

3. WIDJAJA W, TAN J, MAITZ P K M. Efficacy of dermal substitute on deep dermal to full thickness burn injury: a systematic review. ANZ J Surg, 2017, 87 (6): 446 – 452.

4. PIRAYESH A, HOEKSEMA H, RICHTERS C, et al. Glyaderm (®) dermal substitute: clinical application and long – term results in 55 patients. Burns, 2015, 41 (1): 132 – 144.

5. BOHAC M, VARGA I, POLAK S, et al. Delayed post mastectomy breast reconstructions with allogeneic acellular dermal matrix prepared by a new decellularizationmethod. Cell Tissue Bank, 2018, 19 (1): 61 – 68.

6. SPECHT M, KELM S, MIRASTSCHIJSKI U. Eignung biologischer azellulärer dermaler Matrices als Hautersatz [Suitability of biological acellular dermal matrices as a skin replacement]. Handchir Mikrochir Plast Chir, 2020, 52 (6): 533 – 544.

7. GOODARZI P, FALAHZADEH K, NEMATIZADEH M, et al. Tissue Engineered Skin Substitutes. Adv Exp Med Biol, 2018, 1107: 143 – 188.

笔记

002
糖尿病足坏死性筋膜炎
综合治疗 1 例

📋 病历摘要

患者，男，55 岁。主因左足外侧及足背皮肤红肿伴破溃 3 周，脓性渗出液增多 3 天入院。

[现病史] 患者于 3 周前出现左足第 5 跖趾关节外侧皮肤破溃，伴有血性渗出，就诊于当地社区医院，给予换药处理，期间患者于家中自行外用中药治疗，效果不佳；1 天前于当地三甲医院门诊行对口引流手术治疗，术后创面无好转，为行进一步治疗来我院就诊，以"糖尿病足坏死性筋膜炎"收入我科。

[既往史] 患者平素身体状况一般，糖尿病病史 21 年余，平时不规律口服拜唐苹，血糖控制不佳。否认冠心病、脑梗死病史，否认乙肝、结核病史及其密切接触史，否认外伤史，否认血制品输注史，

否认药物及食物过敏史，预防接种按计划进行。

[入院检查]

1. 专科查体。左足背可见一约 3.0 cm×4.0 cm 大小皮肤破溃创面，创缘不整，深达肌腱，伴有灰白色脓性分泌物渗出，渗出物有异味，皮肤周缘轻微红肿；左足第 5 跖趾关节外侧可见一约 1.5 cm×1.2 cm 大小皮肤破溃创面，深达筋膜层，伴有血性分泌物渗出，左足外侧皮肤红肿，可见 3 个约 0.5 cm×0.5 cm 大小引流创口，皮肤周缘轻微压痛，皮温略低，左足各趾屈伸活动略受限，肢端末梢血运及感觉减退（图 2-1）。

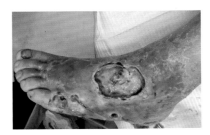

图 2-1　患者入院时左足创面情况

2. 实验室检查。①生化全项：丙氨酸氨基转移酶 8 U/L，天冬氨酸氨基转移酶 9 U/L，总胆红素 8.5 μmol/L，直接胆红素 3.3 μmol/L，间接胆红素 5.1 μmol/L，总蛋白 63.8 g/L，钠 138 mmol/L，氯 103 mmol/L，钙 2.26 mmol/L，磷 1.1 mmol/L，血清铁 8.8 μmol/L，血清镁 0.87 mmol/L，钾 3.73 mmol/L，肌酐 52 μmol/L，尿酸 154 μmol/L，血清葡萄糖 12.8 mmol/L，肌酸激酶 29 U/L，乳酸脱氢酶 141 U/L，球蛋白 31.1 g/L，白蛋白 32.7 g/L，碱性磷酸酶 129 U/L，尿素氮 3.98 mmol/L。②血液常规（静脉血）：白细胞（white blood cell，WBC）12.73×10^9/L，中性粒细胞百分比 82.4%，血小板（platelet，PLT）410×10^9/L，血红蛋白（hemoglobin，HGB）144 g/L。③C-反应蛋白（C-reactive protein，CRP）60.14 mg/L。④降钙素原（procalcitonin，PCT）0.03 ng/mL。

3. 影像学检查。①左足 X 线：左足诸关节对位尚可，部分趾骨缘骨质增生，部分间隙变窄。左足第 2～第 4 远节趾骨骨质形态欠佳，远端骨质密度稍高（图2-2）。诊断：左足部分远节趾骨改变，符合糖尿病足改变；左足退行性改变。②足部计算机体层摄影（computed tomography，CT）：双足各关节对位可，部分骨可见骨质增生，关节面光滑，左足第3中节趾骨局部骨皮质略毛糙。左足背至足尖软组织内可见气体影（图2-3）。诊断：左足符合糖尿病足表现；双足退行性变。③双下肢CT血管造影（CT angiography，CTA）：双侧髂动脉、股动脉、腘动脉、双侧胫前、胫后及腓动脉管壁可见多发点状钙化，管腔多发轻-中度狭窄。左下肢及双足软组织肿胀（图2-4）。诊断：下肢动脉硬化；左下肢及双足软组织肿胀。

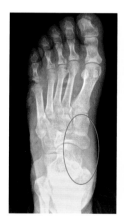
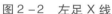
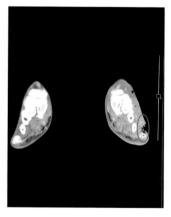
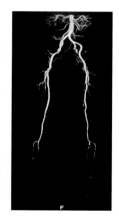

图2-2　左足X线　　　图2-3　足部CT　　　图2-4　双下肢CTA

④下肢静脉超声：双股、腘、小腿肌间静脉压缩性好，腔内未见明显异常回声。⑤彩色多普勒血流成像（color Doppler flow imaging，CDFI）示上述各血管内血流充盈；脉冲波多普勒成像（pulsed wave Doppler imaging）示血流频谱正常，检查范围血管未见明显异常。⑥下肢动脉超声：双股、腘动脉内中膜增厚，欠光滑，管壁上可见多发低回声及强回声斑块，致左股浅动脉开口处、左腘动脉下段管腔轻度狭窄，左股浅动脉中上段管腔闭塞。诊断：双下肢动脉广泛硬化并节段性狭窄，左股浅动脉中上段闭塞。⑦心脏超声：心脏各

腔径正常，主动脉、肺动脉不宽；各瓣膜结构、运动未见明显异常；左室壁厚度正常，运动未见明显异常。⑧足部磁共振成像（magnetic resonance imaging，MRI）：左足软组织显著肿胀，足背部第 5 趾骨周围皮下软组织局部缺损，第 5 跖趾关节骨内呈稍长 T_1 异常信号，短时反转恢复序列（short time inversion recovery，STIR）呈高信号，余第 2 ~ 第 4 趾骨、跖骨、多个跗骨、跟距骨内见多发小斑片状、线状稍高信号。左踝关节腔内见液性异常信号（图 2-5）。诊断：左足符合糖尿病足 MRI 改变；局部软组织缺损伴第 5 跖趾关节骨髓水肿明显（骨髓炎可能性大）；左足多骨信号异常，考虑骨髓水肿；左踝关节积液。

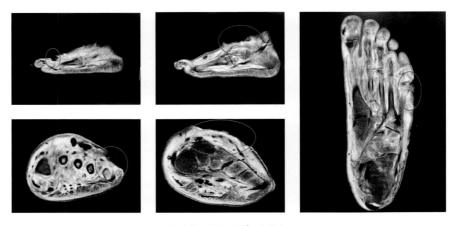

图 2-5　足部 MRI

[诊断] 2 型糖尿病性足坏疽，坏死性筋膜炎，2 型糖尿病，2 型糖尿病性足溃疡和周围神经病，2 型糖尿病性足溃疡和周围血管病，足软组织感染（左）。

[治疗及转归] 患者入院后给予创面换药，行抗感染、消肿、改善循环、营养神经及抗凝药物等对症治疗。创面换药采取藻酸盐创腔引流，足背部创面应用银离子水凝胶敷料（图 2-6）。使用抗菌谱覆盖葡萄球菌和链球菌的抗菌药物。

笔记

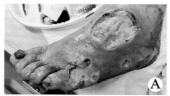 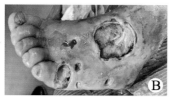

A：入院后第3天换药　　B：入院后第 5 天换药

图 2 - 6　创面

入院 1 周后，神经阻滞麻醉下行左足坏死组织清创＋血管神经肌腱探查＋切开引流术。术后在胰岛素控制血糖前提下继续应用抗感染、消肿、改善循环、营养神经及抗凝药物等对症治疗，术后创面给予银离子凝胶敷料涂抹，行创腔藻酸盐敷料引流（图 2 - 7）。

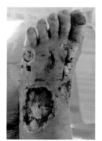 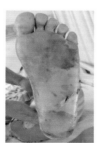 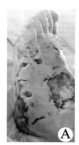

A：术后第1天换药

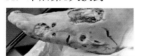 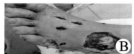

B：术后1周换药

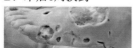 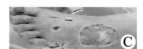

C：术后2周换药

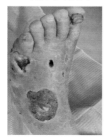 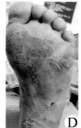

D：术后4周换药

图 2 - 7　入院第 1 次手术后创面情况

术后第 1 天复查血常规及相关感染指标。①生化全项：丙氨酸氨基转移酶 16 U/L，天冬氨酸氨基转移酶 21 U/L，总胆红素 11.3 μmol/L，直接胆红素 3.9 μmol/L，间接胆红素 7.4 μmol/L，总蛋白 67.6 g/L，钠 139 mmol/L，氯 99 mmol/L，钙 2.12 mmol/L，磷 1.04 mmol/L，血清铁 7.5 μmol/L，血清镁 0.96 mmol/L，钾 3.85 mmol/L，肌酐 46 μmol/L，尿酸 130 μmol/L，血清葡萄糖 11.05 mmol/L，肌酸激酶 36 U/L，乳酸脱氢酶 164 U/L，球蛋白 31.6 g/L，白蛋白 32 g/L，碱性磷酸酶 102 U/L，尿素氮 3.14 mmol/L。②血常规（静脉血）：WBC 7.29×10^9/L，中性粒细胞百分比 75.4%，PLT 361×10^9/L，HGB 107 g/L。③CRP 5.13 mg/L。④PCT 0.03 ng/mL。

为促进创面愈合，于第 1 次术后 4 天行左足血管神经肌腱探查 + 坏死组织清创 + 取皮植皮 + 负压封闭引流（vacuum sealing drainage，VSD）手术，术后 1 周行左足坏死组织清创 + VSD 负压吸引装置拆除术，术后给予常规换药、抗感染、利尿等对症治疗后，植皮区创面愈合良好，足背远端创面可见炎性肉芽组织形成（图 2-8）；于负压拆除后 3 天行左足血管神经肌腱探查 + 坏死组织清创 + 脂肪移植术（图 2-9），术后给予创面换药，2 周后创面愈合（图 2-10）。

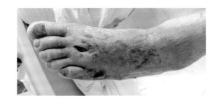

图 2-8　植皮术后创面恢复情况

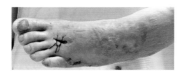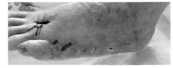

图 2-9　脂肪移植术后创面

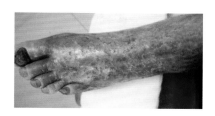

图2-10　脂肪移植术后2周创面

病例分析

1. 糖尿病足坏死性筋膜炎急性感染期的手术治疗

本例患者诊断为糖尿病足坏疽合并坏死性筋膜炎，对于处于急性感染期的创面，首先应进行坏死组织的彻底清创，对于张力大的皮肤组织行切口引流，使创面变得相对清洁。术中原则上应尽量清除创面的坏死组织，对于坏死的筋膜组织应最大范围清除，对于许多足部感染较重的患者，局部感染扩散至全身的风险较高，因此一期的彻底清创尤为重要。

2. 糖尿病足坏死性筋膜炎清创术后抗菌药物的使用

一期清创后应使用抗菌药物抗感染治疗，轻度或中度感染时选择窄谱抗菌药物；根据最常见的病原体和已知的当地抗菌药物敏感性资料选择初始治疗；根据培养结果和临床对初始治疗方案的反应调整经验性用药（广谱）。需要注意的是感染创面的细菌培养可以明确感染的病原菌，清创术后标本应进行需氧和厌氧培养。可靠的培养标本应该是清创后溃疡底部组织的刮除物、抽吸脓性分泌物、外科手术获得的组织碎片等。而在未清创溃疡表面获得的擦拭（拭子）标本培养结果是不可靠的。

笔记

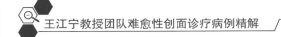

几乎所有病例中均应覆盖阳性球菌及阴性杆菌。结合细菌培养结果可选择经证明对治疗皮肤和软组织感染有效的药物，包括半合成青霉素类、头孢类、β-内酰胺酶抑制剂、克林霉素、氟喹诺酮类、碳青霉烯类和噻唑烷酮类。厄他培南、利奈唑胺、哌拉西林他唑巴坦用于治疗继发性皮肤和组织感染（包括糖尿病足感染）效果显著。

3. 感染伤口取细菌培养标本的体会

①要从全部的感染伤口获得样本；②应取清创冲洗术后样本；③取样本要用无菌的手术刀或皮肤刮匙；④脓性分泌物和抽吸物需要用无菌穿刺针和注射器取；⑤样本要快速送检，使用无菌容器和恰当的培养基，进行需氧和厌氧培养，同时尽可能进行革兰氏染色。不宜：①培养未感染创口；②没有首先进行清创取得样本；③擦拭伤口或伤口引流取得标本。

4. 糖尿病足坏死性筋膜炎创面的闭合

自体皮片游离移植是目前临床上治疗糖尿病足软组织缺损较常用的方法，分为刃厚皮片、中厚皮片及全厚皮片。因全厚皮片对创面的条件要求较高且供皮区有限，不能用于大面积创面的覆盖，目前并不常用于糖尿病足的创面修复。临床上较常用的是刃厚皮片及中厚皮片，两者存活率较高，其中刃厚皮片较中厚皮片更易存活，因供皮区仍含有部分真皮，取皮后可自行愈合，故供皮区相对不受限制。

5. 负压技术在创面修复中的应用

该病例在治疗中应用了曲缩棉材质的负压敷料，该材料柔软、无刺激、低致敏、顺应性好，便于根据伤口形状填充，同时王江宁团队对负压的吸盘及吸引管装置进行了改进，将吸盘式引流与引流管式引流结合到一起，最大限度保持创面及创腔的清洁，在分泌物引流通畅的情况下促进肉芽组织生长。

6. 结论

糖尿病足是糖尿病患者严重并发症之一，对于糖尿病足坏死性筋膜炎急性感染创面的治疗，可在内科控制血糖、抗感染、降血脂、改善微循环、营养神经等基础上，首先采取外科方法治疗，坏死组织清创结合负压治疗，创面新鲜后采用植皮修复，最终创面愈合避免了截肢。

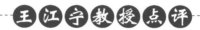

        对于糖尿病足坏死性筋膜炎的治疗，局部坏死组织清创尤为重要，其可以使全身感染中毒症状得到改善，术后联合负压装置保证引流通畅的同时，可促进创面肉芽组织生长，为后期植皮、皮瓣移植修复创面做准备，在整个治疗过程中，抗菌药物的应用不可缺少，需依据创面及深部组织细菌培养结果选择敏感抗菌药物。对糖尿病足患者使用控制血糖、改善微循环、营养神经等药物为整个外科治疗过程保驾护航。

参考文献

1. KOOIMAN T J M, DE GROOT M, HOOGENBERG K, et al. Self-tracking of physical activity in people with type 2 diabetes: a randomized controlled trial. Comput Inform Nurs, 2018, 36 (7): 340 - 349.

2. KEUKENKAMP R, MERKX M J, BUSCH-WESTBROEK T E, et al. An explorative study on the efficacy and feasibility of the use of motivational interviewing

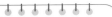 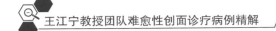

to improve footwear adherence in persons with diabetes at high risk for foot ulceration. J Am Podiatr Med Assoc, 2018, 108（2）：90 - 99.

3. JEFFCOATE W J, VILEIKYTE L, BOYKO E J, et al. Current challenges and opportunities in the prevention and management of diabetic foot ulcers. Diabetes Care, 2018, 41（4）：645 - 652.

4. LAZZARINI P A, PACELLA R E, ARMSTRONG D G, et al. Diabetes-related lower-extremity complications are a leading cause of the global burden of disability. Diabet Med, 2018, 35：1297 - 1299.

5. 王江宁，高磊，陈天贵，等. 王江宁教授团队糖尿病足综合诊疗病例精解. 北京：科学技术文献出版社，2018.

003
可注射富血小板纤维蛋白修复
糖尿病足溃疡1例

病历摘要

患者，男，50岁。主因右足底破溃不愈合8月余入院。

[现病史] 患者8个月前因右足不合理负重后出现足底皮肤破溃，伴分泌物渗出，自行换药后未见好转，期间继续负重行走，足底破溃面积逐渐增大，为求进一步诊治来我院就诊，门诊以"糖尿病足溃疡"收入我科。患病以来，患者精神、饮食、睡眠均可，体重未见减轻。

[既往史] 患者平素身体健康。否认高血压、高脂血症、冠心病及脑卒中病史，否认肝炎、结核病史及其密切接触史，否认外伤史，否认血制品输注史，否认药物及食物过敏史。预防接种按计划进行。糖尿病病史21年余，平日自行皮下注射胰岛素（甘舒霖30 R注射液，早20 IU、晚20 IU）控制血糖，效果欠佳。3年前因夏科氏足在我院行右足坏死

骨清除术＋外固定架固定术，1 年前因右足底溃疡在我院行清创术。

[入院检查]

1. 专科查体。右小腿及右足肿胀明显，右足底可见一 5.0 cm×4.0 cm 创面，内可见炎性肉芽组织形成，并有分泌物渗出；创面呈凹陷性，深约 1.0 cm。右踝关节及足趾屈伸活动轻度受限，足部动脉搏动减弱，肢端末梢血运及感觉减退（图 3-1）。

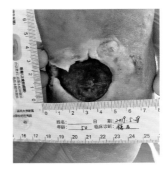

图 3-1　入院时右足创面

2. 实验室检查。①生化全项：丙氨酸氨基转移酶 9 U/L，天冬氨酸氨基转移酶 12 U/L，总胆红素 24.7 μmol/L，钠 142 mmol/L，氯 99 mmol/L，钙 2.17 mmol/L，磷 1.03 mmol/L，血清铁 9.2 μmol/L，血清镁 0.8 mmol/L，钾 3.37 mmol/L，肌酐 57 μmol/L，尿酸 257 μmol/L，血清葡萄糖 14.32 mmol/L，白蛋白 36.2 g/L，总胆固醇 5.74 mmol/L，甘油三酯 1.78 mmol/L，尿素氮 6.21 mmol/L。②血液常规（静脉血）：WBC $5.77×10^9$/L，中性粒细胞百分比 85.4%，PLT $238×10^9$/L，HGB 179 g/L。③ CRP 37.2 mg/L，红细胞沉降率（erythrocyte sedimentation rate，ESR）39 mm/h，PCT 0.09 ng/mL，D-二聚体 278 ng/mL，糖化血红蛋白（HBA1c）8.4%。

3. 影像学检查。①足正位侧位 X 线（右）：右足多发跗骨骨质破坏，相应关节累及；第 1 趾远节趾骨骨质破坏；周围软组织肿胀，第 5 跖骨基底部外侧皮肤不完整，可见大量气体密度影。诊断：右足表现符合糖尿病足改变（图 3-2）。

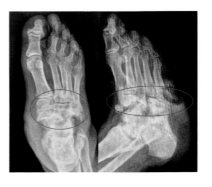

图 3-2　右足正侧位 X 线片

笔记

②足部 CT：右侧胫骨远端、距骨、跟骨及多个跗骨、第 1 趾骨远端多发类圆形低密度囊性变，骨髓腔内密度不均匀增高，骨质边缘毛糙、不光滑，部分骨质破坏明显，右足底皮下可见气体影，皮肤局部不连续。左足骨质形态尚可，未见明显骨质破坏改变。诊断：右足骨质多发骨质异常，考虑符合糖尿病足骨质改变，较前进展，并有右足底皮下软组织感染破溃可能（图 3 - 3）。③右足 MRI：右足软组织肿胀，中足底部皮缘呈锯齿状改变，中足部诸骨对位关系紊乱，间隙消失，多骨形态失常，STIR 序列呈片絮状稍高信号，距骨及跟骨、胫骨下端局部骨皮质毛糙，其内见小片状稍长 T1 异常信号；STIR 呈高信号，其内见小圆形更高信号。第 4、第 5 跖骨基底部髓腔内呈小片状稍长 T1 异常信号，STIR 呈稍高信号。跟腱走行连续，其内见线状稍高信号。右踝关节见液性异常信号。诊断：右足符合糖尿病足 MRI 表现，夏科氏关节形成、中足及后足部多骨及胫骨下端髓腔多发异常信号；右足跟腱信号异常，跟腱炎；右踝关节积液（图 3 -4）。

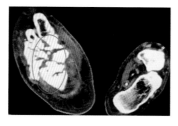
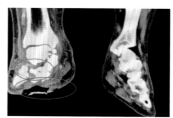

图 3 -3　右足 CT 显示骨溶解

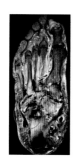
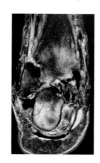
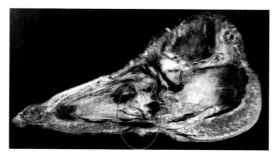

图 3 -4　右足 MRI

4. 血管检查。①下肢动脉超声：双下肢动脉硬化。②下肢静脉超声：双下肢深、浅静脉未见阻塞。③双下肢 CTA：腹主动脉下段，双侧髂总动脉，髂内、外动脉，股动脉，腘动脉，胫前、后动脉，腓动脉管壁见多发偏心性粥样斑块及钙化斑块，局部管腔不同程度狭窄，以双侧小腿深动脉为著，扫描动脉期内右下肢多条深、浅静脉提前显影，右小腿局部软组织密度较对侧减低。右踝及右足深、浅动静脉增粗迂曲紊乱（图 3-5）。

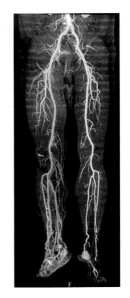

图 3-5 双下肢动脉血管造影

[初步诊断] 2 型糖尿病性足溃疡和周围神经病，2 型糖尿病性足溃疡和周围血管病，2 型糖尿病性夏科氏关节病，足软组织感染（右），2 型糖尿病足，2 型糖尿病，高脂血症。

[治疗及转归] 患者入院后进行胰岛素调整，将血糖控制在合理范围，同时给予抗感染、消肿、改善循环、营养神经药物对症治疗。完善术前准备后于局部麻醉下行右足底坏死组织清创＋富血小板纤维蛋白（platelet rich fibrin，PRF）注射修复术。患者取仰卧位，麻醉满意后，术区常规消毒，铺无菌单，探查见右足底一 5.0 cm×4.0 cm 创面，创面凹陷，可见大量炎性肉芽组织形成，创周可见坏死组织形成。使用刮匙去除创面内炎性肉芽组织，切除创周坏死组织后，可见创面内有新鲜血性液体渗出，反复 3 次依次用过氧化氢、无菌生理盐水、稀碘伏冲洗创面后，用可吸收止血纱布彻底止血，将已通过离心机制备好的约 6 mL 液态 PRF，应用 1 mL 注射器抽取后均匀地注射至创面中央部位及创缘的 1、3、5、7、9、11 点位，使用油纱外敷，无菌纱布包扎固定（图 3-6，图 3-7）。

笔记

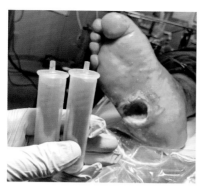 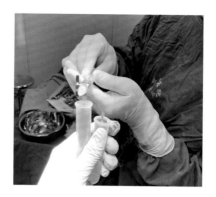

图3-6　右足底坏死组织
清创＋PRF 注射修复术　　　图3-7　提取制备好的液态 PRF

术后在胰岛素控制血糖前提下继续应用抗感染、消肿、改善循环、营养神经药物对症治疗，创面给予藻酸盐敷料引流，银离子凝胶敷料换药（图3-8）。

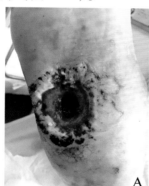 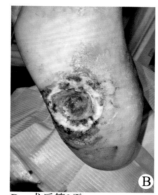

A：术后第1天　　　　　　　B：术后第3天

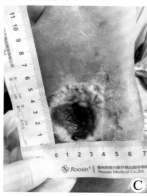 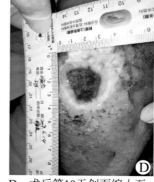

C：术后第7天创面缩小至
3.5 cm×3.0 cm

D：术后第10天创面缩小至
3.0 cm×2.5 cm

图3-8　术后创面

为加速愈合创面，于术后第 14 天再次在局麻下行右足底坏死组织清创 + PRF 注射修复术（图 3 - 9，图 3 - 10）。

术后在胰岛素控制血糖前提下继续应用抗感染、消肿、改善循环、营养神经药物对症治疗，创面给予藻酸盐敷料引流，银离子凝胶敷料换药（图 3 - 11）。

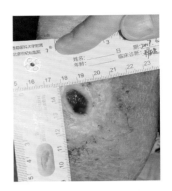

图 3 - 9　术后第 14 天创面缩小至 2.0 cm × 1.5 cm

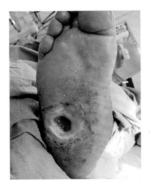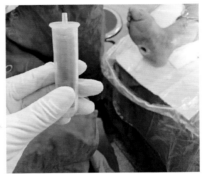

图 3 - 10　右足底坏死组织清创 + PRF 注射修复术

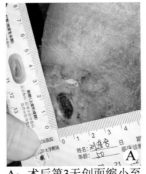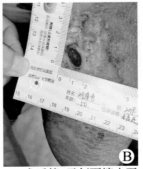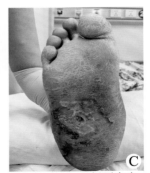

A：术后第3天创面缩小至 2.0 cm×1.5 cm

B：术后第7天创面缩小至 1.0 cm×0.5 cm

C：术后第10天创面愈合

图 3 - 11　第 2 次术后创面

患者入院 27 天后创面愈合，图 3 - 12 为患者足部外观情况，由于存在夏科氏足，需二期行生物力学三维重建，制作减压矫形鞋垫及矫形鞋具，以便保证行走功能的同时避免足底再次出现溃疡。

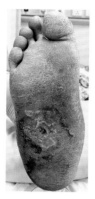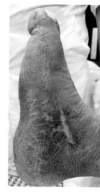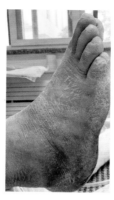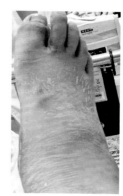

图 3 - 12 右足足底、内侧、外侧、足背外观

病例分析

1. 可注射 PRF 修复创面的作用机制

常规制备 PRF 过程是将静脉血放于干燥的未加入抗凝剂的离心管，在离心机强大的离心力作用下，将血液中不同沉降速率的物质分开，实现血液分层：上层为淡黄色的血小板血浆层，底层为红细胞碎片层，两者之间即为富含血小板的纤维蛋白凝胶层。通过改变离心程序，还能在不使用任何抗凝剂的情况下，形成可注射型的 PRF（injectable PRF，i-PRF）。后者在外观上看似与 PRP 相同，但含有最高浓度白细胞、血小板、生长因子和纤维蛋白原。这样一来，新一代的 PRF 就同时具备了固相与液相两种形态。

PRF 富含 VEGF、bFGF、TGF-β1、PDGF-AB、IGFs 和基质蛋白等。各种生长因子在不同阶段发挥不同的作用，形成错综复杂的

笔记

27

信号分子调控网络。PDGF 是组织愈合初期关键的生长因子，能促进干细胞、成纤维细胞和软骨细胞等增殖与趋化；TGF-β 能提高成纤维细胞的增殖，促进基质的分泌及骨基质的沉积；TGF-β 可以抑制破骨细胞形成和骨吸收；VEGF 可促进内皮细胞迁移和有丝分裂，是强有力的血管生成因子。PRF 更有特色的是纤维蛋白的作用，其通过等边连接方式缓慢形成立体疏松且富有弹性的纤维蛋白凝块，有利于细胞因子融入，能为细胞的附着、迁移与分化提供场所，且三维立体结构使其能在伤口愈合过程中缓慢释放出生长因子和细胞因子，从而延长因子在创口中的作用时间。

2. 夏科氏足创面的减负治疗

本例患者存在夏科氏足，且 3 年前因足底溃疡行坏死骨清除及外固定架固定术。追问患者术后康复情况，自诉拆除外固定架后未进行减负措施，正常负重行走，且 1 年前再次出现足底溃疡，行清创术后创面经换药愈合，术后仍未进行正规的减负措施，导致本次溃疡复发。由此可见，正规的减负措施是避免足底溃疡复发的保证。

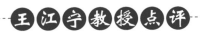

王江宁教授点评

PRF 完全取自自体血，未加入任何人工生物制品；富血小板血浆（platelet rich plasma，PRP）则需要加入 10% 氯化钙和凝血酶等，易存在血液交叉感染的风险。PRF 富含大量血小板及生长因子，具有促进组织再生的功能；富含大量免疫细胞，可以减轻组织愈合过程中的炎症反应，具有抗感染能力。

笔记

参考文献

1. CHIARAVALLOTI A J, ZUBKOV B, ZUBKOV A. Treatment of a chronic cutaneous surgical wound with platelet-rich fibrin. Dermatol Surg, 2018, 44 (3): 449 – 452.

2. 吕洋，王江宁. 富血小板血液制品在组织创伤愈合中的应用进展. 中华医学美学美容杂志，2018，24 (3)：159 – 161.

3. MIRON R J, FUJIOKA-KOBAYASHI M, HERNANDEZ M, et al. Injectable platelet rich fibrin (i-PRF): opportunities in regenerative dentistry? Clin Oral Investig, 2017, 21 (8): 2619 – 2627.

4. BALSE N, BALIGA S. Evaluation of wound healing and bone regeneration using autologous platelet-rich plasma and platelet-rich fibrin postextractions: a comparative study. Indian J Heal Sci Bio Res (KLEU), 2017, 10 (2): 167 – 172.

5. 王江宁，高磊，陈天贵，等. 王江宁教授团队糖尿病足综合诊疗病例精解. 北京：科学技术文献出版社，2018.

笔记

004

下肢糖尿病性坏死性
筋膜炎创面2例

📋 病历摘要

病例1

患者，男，45岁。主因右小腿远端肿胀10天加重伴疼痛2天入院。

[现病史] 患者10天前无明显诱因出现右小腿远端肿胀，就诊于当地医院行穿刺治疗后肿胀稍缓解，2天前肿胀再次加重，伴疼痛，为求进一步治疗来我院就诊，门诊以"2型糖尿病性坏死性筋膜炎"收入院。患者平素身体健康情况一般，自发病以来饮食、睡眠及二便如常，偶有低热。

[既往史] 否认高血压病史。糖尿病病史2年，注射胰岛素（优泌乐早、午、晚餐前各16 IU，来得时睡前10 IU）治疗；肝硬化病

史，口服保肝药治疗；手术史（2016年于北京某医院行脾脏摘除）；血制品输注史；药物过敏史（磺胺类）。

[入院检查]

1. 专科检查。右小腿远端至右足足背肿胀明显，质软，活动动度差，与皮肤粘连，有波动感，压痛明显，踝关节活动受限（图4-1）。

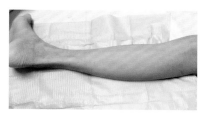

图4-1　患者右小腿

2. 实验室检查。WBC 14.71×10^9/L，中性粒细胞百分比85.2%，HGB 48 g/L，白蛋白26.3 g/L，CRP 159.82 mg/L。

3. 影像学检查。小腿CT+三维重建：右小腿及右踝、右足皮下软组织肿胀，见条片状稍高密度影；肌肉较对侧肿胀，呈多发团片状稍低密度影，CT值约23 HU，以后方肌肉（腓肠肌、比目鱼肌）为著，边界欠清（图4-2）。

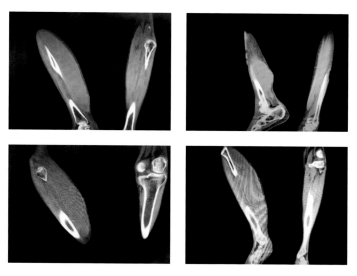

图4-2　影像学检查

[治疗及转归]　患者入院后完善术前检查，急行右小腿坏死性筋膜切开引流+坏死组织清创+血管神经肌腱探查术（图4-3），术后

创面引流换药，给予抗感染、改善循环、纠正低蛋白血症、纠正贫血及营养支持等对症治疗。待患者病情平稳后先后进行清创探查、脂肪移植、VSD 负压吸引等手术治疗（图 4 - 4）。

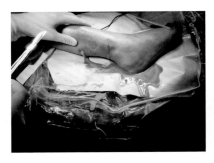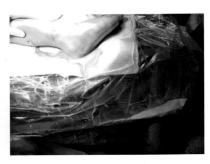

图 4 - 3　急行右小腿手术治疗

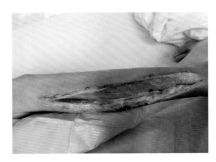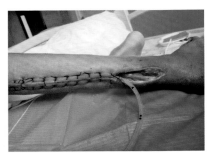

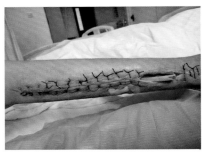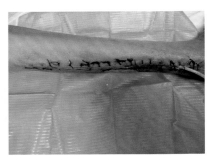

图 4 - 4　待患者病情平稳后继续手术治疗

创面经多切口引流、多次手术清创及创面深部坏死组织培养 + 药敏指导抗菌药物应用，患者脓毒血症转阴，感染逐渐减轻，待创面肉芽新鲜后给予缝合。缝合术后 1 周创面愈合良好，患者顺利出院。

病例2

患者，男，43 岁。主因骶尾部、右髋部及右侧大腿创面溃烂不愈合 3 月余入院。

[现病史] 患者因长期卧床，3 个月前骶尾部、右髋部及右大腿出现破溃，自行在家中换药，伤口始终未愈合，有黄色脓液渗出，伴异味，未给予重视，1 日前发热，最高达 39.0 ℃，于当地医院给予抗感染（具体药物不知）、退热、换药治疗，症状未得到明显缓解，为求进一步诊治来我院急诊就诊，以"软组织感染"收入院。

[既往史] 患者 20 年前因结核性脑膜炎致下肢瘫痪。2 型糖尿病病史，未具体控制；脊髓空洞病史。否认高血压、高脂血症、冠心病病史，否认肝炎病史及其密切接触史，否认手术史、外伤史、血制品输注史，否认药物及食物过敏史。预防接种按计划进行。

[入院检查]

1. 专科查体。发育正常，营养不良，神志清楚，半卧位，表情痛苦，平车推入病房，查体合作。骶尾部可见一约 10.0 cm × 5.0 cm 大小创面，创面污秽，可见大量坏死分泌物，深达骨组织，异味严重；右大腿后侧可见约 7.0 cm × 5.0 cm 大小创面，创面污秽暗黑，可见大量坏死分泌物，深部无法估计，异味严重；右髋部可见 2 处约 4.0 cm × 4.0 cm 大小创面，创面欠净，可见少许分泌物，无异味，创缘整齐，周围可见增生瘢痕组织。右大腿及右臀部皮肤红肿明显，触痛明显（图 4 - 5，图 4 - 6）。

2. 实验室检查。①血常规：WBC 15.03×10^9/L，中性粒细胞百分比 92.8%，HGB 91 g/L。②血生化：白蛋白 19.8 g/L。③CRP

笔记

88.75 mg/L。④动态 ESR 39 mm/h。⑤PCT 1.42 ng/mL。⑥创面深部细菌培养结果为金黄色葡萄球菌、大肠埃希菌、不解乳链球菌。

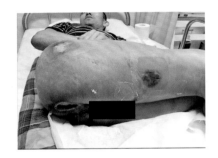 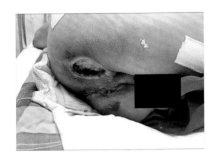

图 4-5　大腿部创面　　　　　　图 4-6　骶尾部创面

3. 影像学检查。骨盆 + 右大腿 CT + 三维重建：右侧臀部、盆腔及右大腿内软组织气体密度影，考虑感染（图 4-7）。

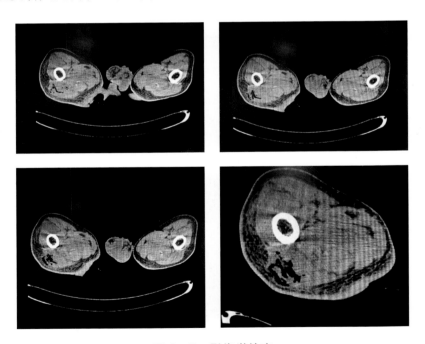

图 4-7　影像学检查

［治疗及转归］患者入院后给予抗感染、改善循环、纠正低蛋白血症、营养支持等对症治疗，排除手术禁忌后在麻醉下行右臀部及右

大腿坏死性筋膜切开引流＋坏死组织清创＋血管神经肌腱探查术，术后创面引流换药（图4－8）。

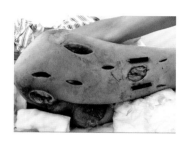
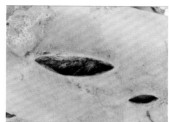
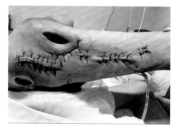
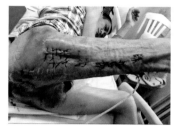

图4－8　治疗情况

经多切口引流，多次手术清创治疗，创面深部坏死组织培养＋药敏指导抗菌药物应用，患者脓毒血症转阴，感染渐减轻，待创面肉芽新鲜后给予缝合。缝合术后2周创面愈合，拆除缝线，各项炎症指标均降至正常，顺利出院（图4－9）。

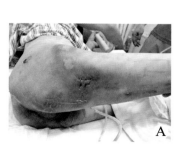
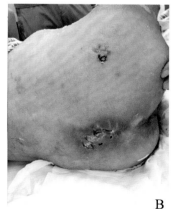

A

B

图4－9　创面愈合

笔记

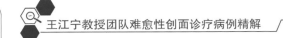

病例分析

1. 2 型糖尿病性坏死性筋膜炎

坏死性筋膜炎（necrotizing fasciitis，NF）是一种进展迅速的感染性疾病，感染沿深浅筋膜播散，不累及肌层组织，在累及的血管内形成血栓，引起相应区域的皮肤、皮下组织及筋膜组织坏死。感染常伴有毒血症、败血症及多脏器功能衰竭等，病变多发生于腹部、会阴和四肢，其中四肢最为多见，头颈面部发病亦有报道。累及会阴、外阴及肛周部位的 NF 又称为 Foumier 坏疽。

NF 的表现与蜂窝织炎相似，但进展更为迅速，由于临床较为少见，鉴别起来非常困难，故极易误诊。在加拿大每 10 万人中有 4 人患 NF；在美国佛罗里达州，每 10 万人中只有 1.3 例被确诊。虽然 NF 发病率不高，但病死率却高达约20%，且住院周期长，病情凶险，花费巨大。西班牙学者研究发现 NF 存活患者平均住院时间为 27.54 天，平均花费为 25108.67 欧元，其中 32.4% 的患者需要进重症监护病房。Arifi 等报道 NF 患者的平均住院时间为 43 天。

目前医学界对如何有效管理 NF 还未形成一个共识。糖尿病是 NF 最常见的致病原因，占 18%～60%。随着我国糖尿病发病率不断上升，NF 合并糖尿病的患病人数逐渐增加。如果诊断不及时或处理不当，可导致严重的败血症、截肢，甚至危及生命。因此，如何降低 NF 合并糖尿病患者的病死率并最大限度保存肢体功能逐渐得到临床医师的关注，早诊断、应用足量有效的抗菌药物及积极彻底地引流是治疗的关键。目前创面的修复主要为外科清创及截肢等手术治疗。但是 NF 合并糖尿病患者的创面不同于一般的外科创面，不但起病急、进展快、病性重、病情凶险、预后差，而且病程长、治疗难、见效慢、花费大、复发率高、致残致死率高，修复起来难度较大。

2. NF 合并糖尿病的鉴别诊断

NF 合并糖尿病应与下列疾病相鉴别。①丹毒。局部片状红斑，皮温高，无水肿，边界清楚，伴有淋巴管炎和淋巴结病变，软组织肿胀或皮肤坏死程度较轻，全身症状较轻。②蜂窝织炎。只累及皮下组织，筋膜正常，常伴有淋巴侵犯，影像显示皮下组织增厚，脂肪组织密度增高，伴条索状不规则强化，伴或不伴皮下和浅筋膜积液，深部结构正常。对相应敏感抗菌药物治疗有效。③链球菌坏死。主要为 B 溶血性链球菌感染。出现皮肤坏死，不累及筋膜。早期局部皮肤红肿，有水疱，内含血性浆液和细菌。表皮坏死后干结，类似烧伤的焦痂。④梭状芽孢杆菌气性坏疽。好发于深部污染伤口，其特点为肌肉迅速坏死，局部疼痛严重，常伴全身中毒及中枢神经系统改变。⑤需氧性链球菌肌炎。主要累及肌肉，常伴有迅速发展的坏疽化脓和严重的局部疼痛。⑥其他疾病，如筋膜炎 - 脂膜炎综合征、糖尿病坏疽、坏疽性脓皮病等。

3. NF 合并糖尿病的治疗

早期诊断和治疗是提高 NF 合并糖尿病患者生存率的关键。目前临床治疗主要包括内科治疗及外科清创 2 部分。

3.1　内科治疗。①控制感染。NF 合并糖尿病的抗感染治疗应积极使用广谱抗菌药物，原则上采用"降阶梯治疗"，在尚未明确细菌培养及敏感试验结果前联合应用抗菌药物，抗菌谱应包括对革兰氏阳性及革兰氏阴性细菌敏感有效的抗菌药物，同时兼顾厌氧菌，迅速控制感染，减少皮下组织的损失。而后可根据敏感试验的结果和患者的临床效果，进一步调整抗菌药物治疗方案。青霉素

笔记

37

类、氨基苷类抗菌药物的抗菌谱几乎可覆盖所有致病菌。②控制血糖。使用胰岛素，将血糖降低到接近正常。一般经验认为血糖控制在 10.0 mmol/L 以内有利于创面感染的控制及肉芽生长。③支持治疗。包括营养支持及纠正水、电解质紊乱等治疗。足够的营养支持治疗有助于降低发病率及病死率。贫血和低蛋白血症者，可输注新鲜血或血制品（白蛋白或血浆等）；可采用鼻饲或静脉高营养、要素饮食等保证足够的热量摄入，必要时应给予全胃肠外营养，营养热量至少应为基础代谢的 2 倍以上。

　　3.2　外科蚕食清创治疗。NF 一旦确诊，积极的外科手术和清创治疗都是非常关键的。然而 NF 合并糖尿病患者的病情非常复杂，若采用激进的外科清创治疗不但会使局部组织缺血水肿加重、清创区域组织渐进性坏死、坏死区域逐渐扩大，而且可能导致心、脑、肾等严重并发症出现。因此，蚕食清创术更适合 NF 合并糖尿病患者。该清创方式分为 3 阶段治疗。第 1 阶段为基础治疗阶段：这一阶段要积极引流，不急于进行大面积彻底清创。只有充分切开引流、暴露创面组织，才能有效控制 NF 的进一步发展，为下一阶段治疗做好准备。必要时要多处广泛切开，切开宽度大于创面边缘。第 2 阶段为祛腐阶段：待感染控制、微循环改善且并发症获得纠正后，多采取蚕食的方法清创处理，重点祛腐，加大引流，逐步清除坏死组织。分离切口之间的筋膜间隔，皮下组织与筋膜间应该充分游离清除，彻底清创至新鲜组织出血为止。第 3 阶段为生肌阶段：运用各种生肌手段促进肉芽新生，达到创面愈合。此外，VSD 技术在治疗复杂创面方面非常有效。高压氧治疗作为一种辅助治疗在临床上比较常用，可促进肉芽组织生长，促进修复，加快愈合。

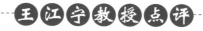

　　糖尿病性坏死性筋膜炎是一种可能危及生命的疾病。由于早期的诊断较为困难，待病情进展后，感染控制较为困难、手术较为复杂，患者基础情况也逐渐变差。需要医师在维持患者血糖基本正常稳定、营养状态能够支持伤口愈合的基础上，行手术彻底清创，待炎性指标及体温恢复正常后，再次手术闭合创面。闭合创面的方法要根据创面的大小而定，若一期不能闭合，需要通过清创、VSD 技术保证局部创面的肉芽组织新鲜。同时通过皮瓣覆盖、缝合等方式闭合创面。

参考文献

1. MALGHEM J, LECOUVET F E, OMOUMI P, et al. Necortizing fasciitis：contribution and limitations of diagnostic imaging. Joint Bone Spine，2013，80（2）：146 – 154.

2. KANI R, MCGEER A, LOW D E, et al. Population-based surveillance for group A streptococcal necrotizing fasciitis：clinical features, prognostic indicators, and microbiologic analysis of seventy-seven cases. Ontario Group A Streptococcal Study. Am J Med，1997，103（1）：18 – 24.

3. MULLA Z D, GIBBS S G, AMNOFF D M. Correlates of length of stay, cost of eal'e, and mortality among patients hospitalized for neemtizing fasciitis. Epidemiol Infect，2007，135（5）：868 – 876.

4. KHAMNUAN P, CHONGRUKSUT W, JEARWATTANAKANOK K, et al. Necrotizing fasciitis：risk factors of mortality. Risk Manag Healthc Policy，2015，8：1 – 7.

5. JIMÉNEZ-PACHECO A, ARRABAL-POLO MÁ, ARIAS-SANTIAGO S, et al. Fournier gangrene：description of 37 cases and analysis of associated health care costs. Actas Dermosifiliogr，2012，103（1）：29 – 35.

6. ARIFI H M, DUCI S B, ZATRIQI V K, et al. A retrospective study of 22 patient

with necrotising fasciitis treated at the University Clinical Center of Kosovo（2005—2010）. Int Wound J, 2013, 10（4）: 461 – 465.

7. HUNG C C, CHANG S C, LIN S F, et al. Clinical manifestations, microbiology and prognosis of 42 patients with necrotizing fasciitis. J Formos Med Assoc, 1996, 95（12）: 917 – 922.

8. DUFEL S, MARTINO M. Simple cellulitis or a more serious infection? J Fam Praet, 2006, 55（5）: 396 – 400.

9. AYESTARAY B, DUDRAP E, CHARTAUX E, et al. Necrotizing pyoderma gangrenosum: an unusual differential diagnosis of necrotizing fasciitis. J Plast Reconstr Aesthet Surg, 2010, 63（8）: 655 – 658.

10. BARR K L, CHHATWAL H K, WESSON S K, et al. Pyoderma gangrenosum masquerading as necretizing faseiifis. Am J Otolaryngol, 2009, 30（4）: 273 – 276.

11. BUCCA K, SPENCER R, ORFORD N, et al. Early diagnosis and treatment of necrotizing fasciitis can improve survival: an observational intensive care unit cohort study. ANZ J Surg, 2013, 83（5）: 365 – 370.

12. SROCZYŃSKI M, SEBASTIAN M, RUDNICKI J, et al. A complex approach to the treatment of Fournier's gangrene. Adv Clin Exp Med, 2013, 22（1）: 131 – 135.

13. CHILDERS B J, POTYONDY L D, NACHREINER R, et al. Necrotizing fasciitis: a fourteen-year retrospective study of 163 consecutive patients. Am Surg, 2002, 68（2）: 109 – 116.

14. LEIBLEIN M, MARZI I, SANDER A L, et al. Necrotizing fasciitis: treatment concepts and clinical results. Eur J Trauma Emerg Surg, 2018, 44（2）: 279 – 290.

15. PASTORE A L, PALLESCHI G, RIPOLI A, et al. A multistep approach to manage Fournier's gangrene in a patient with unknown type II diabetes: surgery, hyperbaric oxygen, and vacuum-assisted closure therapy: a case report. J Med Case Rep, 2013, 7: 1.

16. DEVANEY B, FRAWLEY G, FRAWLEY L, et al. Necrotising soft tissue infections: the effect of hyperbaric oxygen on mortality. Anaesh Intensive Care, 2015, 43（6）: 685 – 692.

005
颈部糖尿病性坏死性
筋膜炎创面 1 例

病历摘要

患者，男，56 岁。主因血糖升高 4 年余，颈部皮肤感染半月余入院。

[现病史] 患者 4 年前体检发现血糖升高，多次随机血糖值为 11 ~ 12 mmol/L，无多食、多饮、多尿及体重下降症状，自服盐酸二甲双胍 0.25 g（三餐前），辅助运动降糖，不规律监测血糖，随机血糖波动于 7 ~ 12 mmol/L，无视物模糊及四肢麻木症状。半个月前后颈部皮肤出现疖肿，逐渐扩大为痈，就诊于社区医院行抗感染及换药治疗，具体用药不详，未好转。1 周前就诊于我院门诊行切开术并规律换药治疗，加用卡博平 100 mg（三餐前）及达美康 120 mg

笔记

（早餐前）降糖，伤口红肿加重，至今未痊愈。为进一步诊治门诊以"糖尿病性坏死性筋膜炎"收入院。

［既往史］高血压 20 余年，最高收缩压 160 mmHg，现口服络活喜5 mg（早餐前）降压治疗，阿司匹林肠溶片 100 mg（早餐前）抗血小板治疗。无乙肝、结核病史及接触史，无其他慢性心脑血管疾病病史，无手术、外伤及输血史，无食物及药物过敏史。

［家族史］哥哥及姐姐患有糖尿病，口服降糖药治疗。

［入院检查］

患者于内分泌科转入我科后行各项检查。

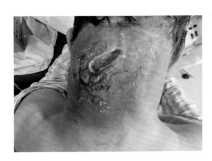

1. 专科检查。颈部可见一2.0 cm×4.0 cm 斜行切口，见大量黄色脓性液流出，局部皮肤红肿（图 5-1）。

图 5-1　患者转入我科时颈部

2. 实验室检查。CRP 225.37 mg/L，PCT 0.87 ng/mL，白蛋白25.8 g/L，WBC 17.05×10^9/L，中性粒细胞 15.3×10^9/L，尿酮体已转阴。

3. 影像学检查。颈部 MRI：枕部、颈后部不均匀明显肿胀，皮下局部脂肪大部缺损，诸肌肉及间隙信号弥漫增高（图 5-2）。

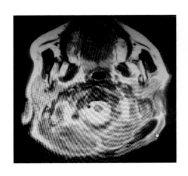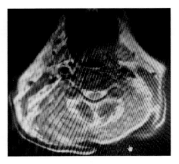

图 5-2　颈部 MRI 示枕部、颈后部大面积缺损

[初步诊断] 2 型糖尿病性坏死性筋膜炎，2 型糖尿病性周围血管病，2 型糖尿病性周围神经病变，2 型糖尿病性酮症；脓毒血症；高血压 3 级，极高危；低钾血症；低氯血症；低钠血症；低钙血症；低蛋白血症；便秘；凝血功能异常；肿瘤标志物升高；肺影像诊断异常。

[治疗及转归] 患者入院后给予抗感染、消肿、改善循环对症治疗，于我科行多次清创 + VSD 手术治疗，术后颈部右侧创面皮肤张力较小，予以局部缝合后愈合；颈部左侧创面较大，予以闭合器拉伸皮肤，后行植皮手术 1 次，伤口逐渐愈合（图 5 - 3 ~ 图 5 - 10）。

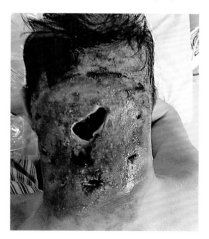

图 5 - 3　对口引流创面内脓腔，排出创面内脓液

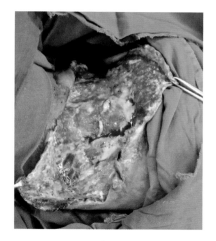

图 5 - 4　术后多次清除坏死组织

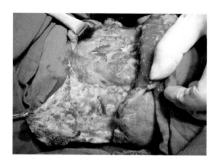

图 5 - 5　术后清除坏死组织后

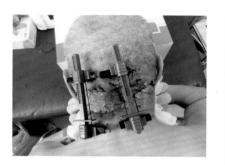

图 5 - 6　闭合器拉伸皮肤

笔记

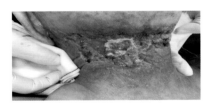

图 5-7　局部植皮，植皮后局部存活

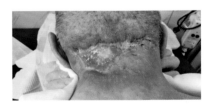

图 5-8　植皮术后 14 天，出院，出院后定期换药

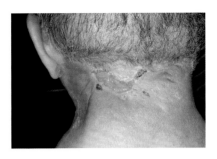

图 5-9　出院后 1 周，伤口面积明显缩小

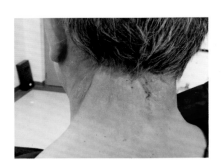

图 5-10　出院后 5 周，伤口完全愈合

病例分析

　　坏死性筋膜炎是一种病变范围主要涉及浅筋膜和皮下组织的坏死性软组织感染，是外科的严重感染，糖尿病合并坏死性筋膜炎更为严重。抗感染能力低下是本病发生的重要基础。本病死亡率高的另一重要原因是将本病作为普通感染处理，导致诊断和治疗的延误。本科曾遇到过坏死性筋膜炎患者出现休克前兆、数次心搏骤停的情况，可以说，从本病的疾病症状出现开始到采取外科治疗的时间是决定预后的最重要的因素。本例患者基础血糖控制差，颈部破溃未予重视，抗感染药物及局部扩创时间有所延迟。浅筋膜、脂肪组织基本全部感染，局部肌肉受累、面积广、感染重是导致后期多次手术及术后恢复时间较长的主要原因。

糖尿病性坏死性筋膜炎的诊断意义大于治疗，及早彻底清创、抗感染，可以大大减少治疗时间及花费。另外，由于创面过大，需要补足营养，控制好血糖是促进伤口愈合的基础。

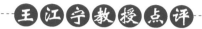

王江宁教授点评

　　皮肤闭合器是一种可释放皮肤张力的皮肤创口闭合装置，通过持续牵拉创面两侧皮肤逐渐闭合创面，减少了植皮及皮瓣覆盖的手术次数，效果较好。

参考文献

1. 刘毅，张鲜英，张诚，等. 坏死性筋膜炎的诊断与治疗. 中国综合临床，2002，18（8）：728 – 729.

2. 徐德龙，赵士彭，杨涛，等. 坏死性筋膜炎的诊断与治疗. 中国普通外科杂志，2000，9（3）：264 – 265.

3. 罗妮娅，张力辉. 坏死性筋膜炎合并糖尿病的研究进展. 医学综述，2017，23（24）：4921 – 4925.

4. 邓呈亮，魏在荣，曾雪琴，等. VSD 技术治疗糖尿病合并急性坏死性筋膜炎并发感染性休克1例. 中国急救医学，2016，36（7）：667 – 668.

5. 孙玉芝，张朝晖，马静化，等. 腐再生法联合小切口引流治疗糖尿病足急性坏死性筋膜炎. 中国中西医结合外科杂志，2014（6）：578 – 580.

6. 石嘉俪，王颖，周争，等. 颈部坏死性筋膜炎诊治的回顾性分析. 中国耳鼻咽喉颅底外科杂志，2019，25（1）：78 – 83.

7. 付焱，王自兵，张冰，等. 改良负压封闭引流术治疗肛周坏死性筋膜炎的临床疗效观察. 中华结直肠疾病电子杂志，2019，8（1）：54 – 57.

8. 韩志杰. 坏死性筋膜炎诊治的研究进展［硕士论文］. 河北医科大学，2018.

笔记

006

皮瓣修复臀部糖尿病性坏死性筋膜炎创面1例

病历摘要

患者，男，66岁。主因左臀部红肿破溃伴皮肤发黑7日入院。

[现病史] 患者7日前无明显诱因出现左侧臀部红肿破溃，就诊于当地医院后给予创面简单换药治疗，未见明显缓解，红肿区域逐渐变大，表面皮肤变黑，为求进一步治疗来我院就诊。病程期间体温升高至38.9℃，精神食欲欠佳。

[既往史] 糖尿病病史5年，未规律进行治疗，未按时检查血糖。

[入院检查]

1. 专科查体。左臀部皮肤约16.0 cm×16.0 cm红肿，皮温增高，中间约10.0 cm×10.0 cm黑红色皮肤破溃硬痂，压痛明显，触之有波动感（图6-1）。

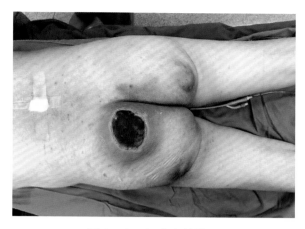

图 6 - 1　入院术前情况

2. 实验室检查。①血常规：WBC 16.05×10^9/L，中性粒细胞百分比91.3%，HGB 115 g/L。②血生化：白蛋白24.9 g/L，血清葡萄糖（空腹）16.9 mmol/L，糖化血红蛋白9.5%。③CRP 101.1 mg/L；ESR 60 mm/h。④PCT 1.1 μg/L。⑤创面分泌物细菌培养结果为金黄色葡萄球菌。

3. 影像学检查。CT 及 B 超均提示红肿区域下可见液性回声。

[治疗及转归] 患者入院后给予急诊术前准备后在椎管内麻醉下行左臀部坏死组织清除术 + 脓肿引流术，术中可见皮下大量脓液，并伴有筋膜坏死（图 6 - 2），术后给予抗感染、降糖、营养支持等治疗，并且每日进行创面换药（图 6 - 3），经过 1 个月治疗后，①血常规：WBC 8.05×10^9/L，中性粒细胞百分比 71.3%，HGB 108 g/L。②血生化：白蛋白 34.9 g/L，血清葡萄糖（空腹）7.9 mmol/L，糖化血红蛋白6.5%。③CRP 13.2 mg/L。④ESR 21.0 mm/hr。⑤PCT 0.05 μg/L。患者全身状态良好后，在椎管内麻醉下行左臀局部转移皮瓣移植术（图 6 - 4），术后部分切缘皮肤发黑（图 6 - 5），每日给予换药治疗（图 6 - 6），至术后 1 个月。

笔记

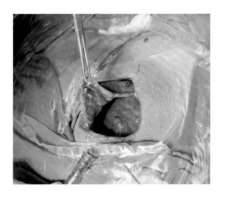

图6-2 术中可皮下见大量脓液和坏死样筋膜

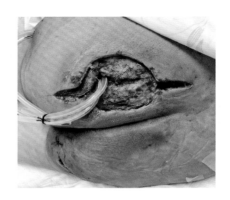

图6-3 术后1周换药

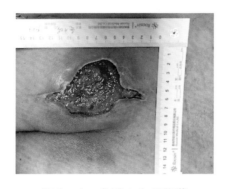

图6-4 术后1个月换药

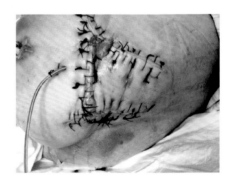

图6-5 皮瓣转移术后部分切缘皮肤发黑，但皮瓣基本成活

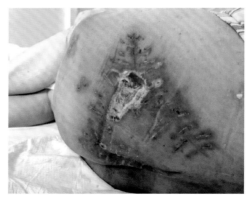

图6-6 皮瓣转移术后3周换药

笔记

第 2 次术后 1 个月，①血常规：WBC
4.05×10⁹/L，中性粒细胞百分比 53.3%，
HGB 120 g/L。②血生化：白蛋白 38.9 g/L，
血清葡萄糖（空腹）6.9 mmol/L，糖化血
红蛋白 6.1%。③CRP 12.1 mg/L。④ESR
14.0 mm/h。⑤PCT 0.03 μg/L。专科查体：
左臀部创面基本完全愈合（图 6-7）。

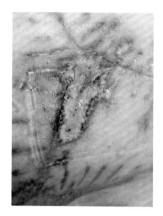

图 6-7　皮瓣移植术
后 5 周换药时照片，创
面基本愈合

病例分析

坏死性筋膜炎是临床上少见的急性感染性疾病，是以侵袭皮下
组织和筋膜为特征的软组织感染坏死性疾病，具有发病迅速、波及
范围广、病死率高等特点。糖尿病合并坏死性筋膜炎病情错综复
杂，进展较快，多伴有高热、寒战等全身症状，若不及时治疗可导
致患者因败血症或脓毒血症而死亡。早期诊断、积极引流，有效抗
菌药物的应用是治疗的关键。皮瓣是一种带有血运的组织，其成活
率高，抗感染能力强，有一定的弹性，填充效果好，通过皮瓣修复
术治疗糖尿病足溃疡不仅可以修复患者创面，使其恢复至正常组织
结构及形态，同时增加局部组织的耐磨性，有效保护肌腱、骨质等
重要组织。

王江宁教授点评

糖尿病合并急性坏死性筋膜炎一经诊断，应立即采取手
术切开引流，以降低对周围组织的压力。早期选用敏感抗菌
药物，先根据临床经验选用敏感广谱抗菌药物给予全身及局

部治疗，待取得细菌培养结果后给予对应敏感抗菌药物，并定期做细菌培养试验，调整用药；积极控制血糖，及时监测血糖情况，调整胰岛素用量；给予支持治疗，包括营养支持及纠正水、电解质紊乱等治疗。足够的营养支持治疗有助于降低其发病率及病死率；促进微循环，糖尿病患者本身有微循环的障碍，同时坏死性筋膜炎局部有小血栓形成，给予改善微循环，促进伤口的愈合；充分引流，待坏死组织液化后，应用VSD进行引流，持续、均匀、有效地负压吸引渗出液体及毒性产物，也可以进行创面开放换药，改善局部营养状况，加速肉芽组织生长，创面床情况良好后优先给予皮瓣移植手术，尽快闭合创面。

参考文献

1. KULASEGARAN S, CRIBB B, VANDAL A C, et al. Necro-tizing fasciitis：11-year retrospective case review in SouthAuckland. ANZ J Surg, 2016, 86（10）：826－830.

2. GOH T, GOH L G, ANG C H, et al. Early diagnosis ofnecrotizing fasciitis. Br J Surg, 2014, 101（1）：e119－e125.

3. WANG J M, LIM H K. Necrotizing fasciitis：eight-year ex-perience and literature review. Braz J Infect Dis, 2014, 18（2）：137－143.

4. 吴昕，马志强，于健春，等. 坏死性筋膜炎的诊断和治疗. 中国普外基础与临床杂志，2014，21（10）：1289－1291.

007 糖尿病足合并骨髓炎难治性创面1例

病历摘要

患者，男，72岁。主因右足第1趾外侧皮肤破溃不愈2月余，坏死流脓切开引流3天入院。

[现病史] 患者2个月前因外伤致右足第1趾外侧红肿伴皮肤破溃，当时未予重视，自行于家中消毒换药处理，未行特殊对症治疗，破溃创面未愈合，1个月前破溃创面进一步扩大并伴有体温升高，最高达39℃；创面约3.0 cm×2.0 cm大小，流脓伴恶臭味，于家中口服抗感染药，换药时错用95%酒精消毒后创面烧灼伤，仍未就医治疗。3天前患者发热，创面疼痛加剧伴红肿加重，急诊于某三甲医院，诊断为2型糖尿病足伴感染，予创面切开引流，创面仍有大量脓性渗出并伴有恶臭。患者为求进一步诊疗来我院，门诊以

"2 型糖尿病足伴感染"收入我科。

[既往史] 2 型糖尿病病史 19 年，血糖最高达 28 mmol/L，平日口服二甲双胍、拜唐苹治疗，血糖控制不佳；2015 年因右眼底出血致右眼失明；1 年前于某三甲医院体检行双下肢动静脉彩超提示双下肢动脉粥样硬化。无食物、药物过敏史，有足部清创手术史，无输血史，否认其他病史。吸烟 30 年，最多 60 支/天。

[入院检查]

1. 专科查体。右足肿胀明显，第 1 趾皮肤颜色发紫，趾底部至中足底部可见一长约 16 cm 的 S 形引流切口，第 1 跖骨外露，大量软组织呈灰黑色坏死，大量脓性及浆液性渗出物，伴恶臭味（图 7 - 1）。局部触痛明显，第 1、第 2 趾主动活动受限，被动活动疼痛加剧，余 3 趾可轻度活动，足背皮肤感觉减退，足背动脉搏动弱，胫后动脉搏动尚可。

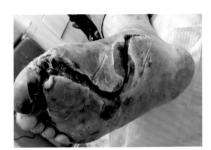

图 7 - 1　患者入院时创面情况

2. 一般检查。血压 90/60 mmHg，体温 38.6 ℃。

3. 实验室检查。①血常规：WBC 8.93×10^9/L，中性粒细胞百分比 7.4×10^9/L，HGB 82 g/L。②血生化：白蛋白 21.7 g/L。③CRP 262.4 mg/L。④BNP 993 pg/mL。⑤肌红蛋白 66.6 ng/mL，肌钙蛋白 <0.01 ng/mL。⑥创面深部细菌培养：金黄色葡萄球菌，屎肠球菌。

4. 影像学检查。足部 CT 示右足拇指、第 1 跖骨远端骨折破坏，其内可见气体密度影，右足、右踝关节周围软组织肿胀，其内见斑片状气体密度影。

[初步诊断] 2 型糖尿病足（右）伴软组织感染，2 型糖尿病性坏死性筋膜炎，右足第 1 跖骨慢性骨髓炎，2 型糖尿病性周围神经病

变，感染性休克，2 型糖尿病，下肢动脉粥样硬化闭塞症，右眼失明，清创引流术后，低蛋白血症。

[治疗及转归] 患者入院后给予抗感染、消肿、改善循环、营养神经及抗凝药物对症治疗，入院第 2 天在椎管内麻醉下行第 1 趾离断 + 坏死组织清创探查术，术后体温恢复正常，创面坏死渗出较前明显减少。术后每日换药，1 周后行第 2 次清创手术治疗，术后定期换药。第 2 次手术后 14 天及第 20 天行第 3、第 4 次手术清创 + VSD 治疗，负压引流 6 天后拆除负压，可见肉芽新鲜，对症换药治疗 5 天后行创面植皮，伤口愈合良好（图 7 - 2 ~ 图 7 - 7）。

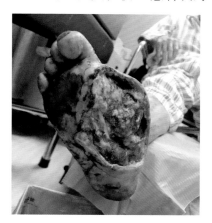

图 7 - 2　第 1 次清创手术后

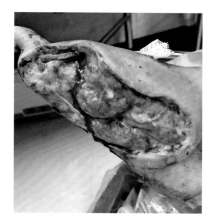

图 7 - 3　第 2 次清创手术后

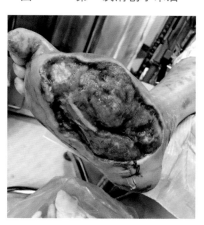

图 7 - 4　第 3 次清创 + VSD 术后

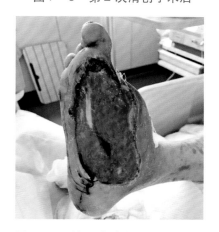

图 7 - 5　第 4 次清创 + VSD 术后

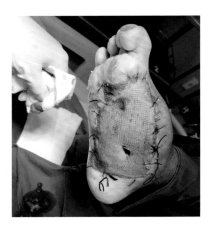

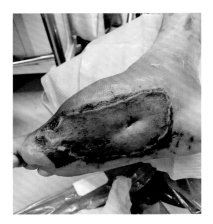

图 7-6　清创植皮术后　　　　　　图 7-7　创面愈合

病例分析

　　糖尿病足骨髓炎是糖尿病患者的常见并发症，大约20%糖尿病足感染患者存在骨髓炎。在临床上骨髓炎容易被忽视，若诊断治疗不及时常可导致截肢等严重的并发症。有报道称在糖尿病足感染的患者中，并发骨髓炎导致截肢的风险是单纯软组织感染的4倍。糖尿病足骨髓炎患者感染常见于足的负重部位，如第1跖骨头部、第5跖骨头部和跟骨，此外，足的第5跖骨及跟骨基底部也有发生。骨髓炎发生在前足的患者约占90%，中足和后足各有5%。糖尿病足骨髓炎早期诊断及合理治疗将有效减少该病的发生及延缓其进展。诊断包括临床物理检查、实验室检查、影像学检查等。治疗方面除了应用敏感性抗菌药物外，彻底的清创手术至关重要，这是任何抗菌药物都代替不了的。小范围截肢术能使几乎所有患者恢复自主步态，且功能的评价也远高于膝下截肢，术后5年生存率可达43%。

　　对于糖尿病感染性足治疗，感染较重情况下及时清创截趾尤为

笔记

重要，可以及时改善感染休克症状。通过手术清创截趾及对症抗感染治疗，在感染得到控制的情况下，创面愈合的概率大大增加。

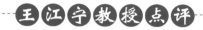

　　糖尿病感染性创面的治疗，可以在控制感染的情况下及时清创截趾并对症抗感染治疗，使创面感染得到及时控制。本例患者去除右足拇指、第1跖骨及大量坏死软组织后，经过定期的手术清创和有效的换药、抗感染等支持治疗后，创面顺利愈合。对于基础病较多且手术风险较高的患者，尽量减少手术次数，以便减少术中及术后的并发症发生。当然，糖尿病足患者往往存在多种糖尿病其他并发症，在治疗创面的同时，也要控制其他疾病的进展，并减少对伤口愈合的影响。

参考文献

1. LAVERY L A, PETERS E J, ARMSTRONG D G, et al. Risk factors for developing osteomyelitis in patients with diabetic foot wounds. Diabetes Res Clin Pract, 2009, 83 (3): 347 – 352.

2. MUTLUOGLU M, SIVRIOGLU A K, EROGLU M, et al. The implications of the presence of osteomyelitis on outcomes of infected diabetic foot wounds. Scand J Infect Dis, 2013, 45 (7): 497 – 503.

3. ACHARYA S, SOLIMAN M, EGUN A, et al. Conservative management of diabetic foot osteomyelitis. Diabetes Res Clin Pract, 2013, 101 (3): 18 – 20.

4. VAN DAMME H, RORIVE M, MARTENS DE NOORTHOUT B M, et al. Amputations in diabetic patients: a plea for footsparing surgery. Acta Chir Belg, 2001, 101 (3): 123 – 129.

008
2 型糖尿病足坏疽保肢 1 例

病历摘要

患者主因右足坏疽 3 月余入院。

[现病史] 患者于 2019 年 2 月无明显诱因出现右足第 4、第 5 趾间破溃，自行盐水冲洗，未见明显好转，溃烂面积逐渐扩展至足背，外院行创面换药，创面面积继续扩展，于 4 月就诊于我院整形外科继续换药，右足逐渐发黑伴脓液渗出，为求进一步治疗就诊于我科门诊，以"2 型糖尿病足坏疽"收入院。患者自发病以来精神差，饮食睡眠差，二便正常，近期体重无明显减轻。

[既往史] 1979 年 5 月因胃穿孔于四川当地医院行手术治疗；2016 年 10 月因腰椎结核在北京某三甲医院行手术治疗，有输血史，无输血反应；糖尿病病史 28 年，服用拜糖苹治疗，1 片/次，3 次/日，

空腹血糖 10 mmol/L 左右；高血压病史 20 余年，曾口服药物治疗（具体不详），于 2017 年停药，血压控制在 110～120/50～60 mmHg；患有双下肢静脉曲张，未经治疗。

[入院检查]

1. 专科查体。双下肢皮肤暗红，感觉减退，双下肢肌力 3 级，右足第 2～第 5 趾远端至足踝皮肤软组织坏死坏疽，右胫前近踝关节处见一黄豆大小皮肤坏死，坏死组织周围见脓性分泌物伴恶臭；左下肢近踝关节处见一蚕豆大小皮肤软组织坏死，质地硬，无明显渗出，双下肢血运差，胫前、胫后肌足背动脉未触及，右足主动活动受限（图 8-1，图 8-2）。

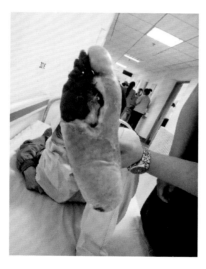
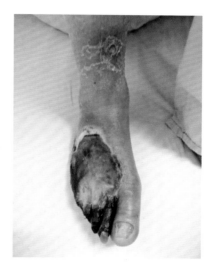

图 8-1　患足掌侧　　　　　　　图 8-2　患足背侧

2. 实验室检查。创面菌培养：铜绿假单胞菌；血清葡萄糖 35.52 mmol/L，白蛋白 28.3 g/L，WBC 11.82×10^9/L，中性粒细胞百分比 88.7%，中性粒细胞 10.5×10^9/L，CRP 119.31 mg/L。

3. 影像学检查。①下肢动脉 CTA：双下肢 CTA 多发粥样硬化，局部管腔多发狭窄，双侧腘动脉、胫前、后动脉及腓动脉多发中-

重度狭窄，部分管腔续断显影（图8－3）。②足MRI：右足皮肤及皮下软组织、第2～第5跖骨、足部多组肌群及其间隙多发异常信号、考虑糖尿病足相关；踝关节腔积液（图8－4）。

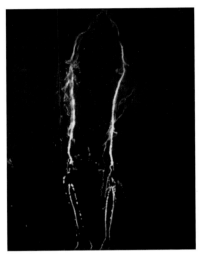

图8－3　下肢动脉CTA

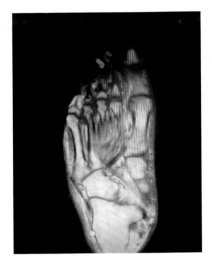

图8－4　患足MRI

［初步诊断］2型糖尿病性周围血管病及坏疽，2型糖尿病性足溃疡和周围神经病，坏死性筋膜炎，下肢软组织感染，下肢静脉曲张，2型糖尿病，腘动脉狭窄（右），动脉粥样硬化，腔隙性脑梗死。

［治疗及转归］患者入院后完善相关检查，给予抗感染、营养神经及改善循环治疗；于全麻下行肌腱、血管、神经探查术＋皮肤和皮下坏死组织切除清创术，术后给予抗感染、常规换药等对症治疗，术后创面血运较差，少许渗出（图8－5），因术后贫血分别输入2个单位悬浮红细胞，无输血不良反应；待病情稳定后在局麻下行动脉球囊扩张成

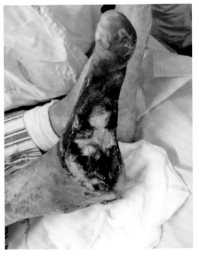

图8－5　清创术后创面血运情况

笔记

形术＋腘动脉支架植入术（图8-6~图8-8），术后给予抗凝、抗感染、常规换药等对症治疗；待下肢血运改善后，再次在全麻下行清创探查＋局部皮瓣修复术，术后给予抗感染、改善循环、改善神经病变、控制血糖、常规换药等处置。患者生命体征平稳，皮瓣血运良好（图8-9）。实验室检查：创面菌培养结果为无细菌生长；血清葡萄糖7.08 mmol/L，白蛋白35.5 g/L，WBC 6.14×10^9/L，中性粒细胞百分比79.5%，中性粒细胞4.9×10^9/L，CRP 6.05 mg/L。

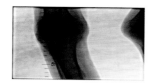
图8-6 术中造影显示腘动脉闭塞

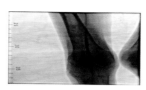
图8-7 术中行球囊扩张支架植入

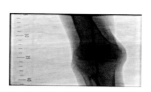
图8-8 术后造影显示腘动脉通畅

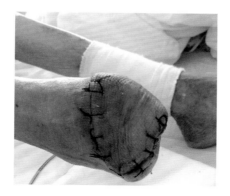
图8-9 介入术后皮瓣血运良好

病例分析

糖尿病性足坏疽是糖尿病严重并发症，致残率高。对于下肢血管病变引起糖尿病足坏疽疾病的介入手术时间选择非常关键。糖尿病性足坏疽合并慢性感染患者，宜首先进行清创手术，待创面感染

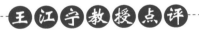

得到控制再行介入下血管再通手术，避免患肢血供突然改善加重足部感染。为血供受损患者保留了肢体。

王江宁教授点评

　　本例患者以 2 型糖尿病性足坏疽入院，外院建议膝下截肢，入院后积极完善相关检查，评估全身状况，纠正贫血、低蛋白血症，并首先行坏死组织清创术以减轻感染、避免脓毒性休克，待创面情况稳定后行介入血管手术、血管再通，改善下肢血运，通过这种序贯性手术既可避免下肢血供改善后感染加重，又可最大限度保证残余皮瓣存活，为残端创面皮瓣修复创造条件。

参考文献

1. AL WAHBI A. Autoamputation of diabetic toe with dry gangrene：a myth or a fact？Diabetes Metab Syndr Obes，2018，11：255 - 64.

2. PEETERS P，VERBIST J，KEIRSE K，et al. Endovascular procedures and new insights in diabetic limb salvage. J Cardiovasc Surg（Torino），2012，53（1）：31：37.

3. 王江宁，高磊，陈天贵，等. 王江宁教授团队糖尿病足综合诊疗病例精解. 北京：科学技术文献出版社，2018.

4. MILLS J L. Lower limb ischaemia in patients with diabetic foot ulcers and gangrene：recognition，anatomic patterns and revascularization strategies. Diabetes Metab Res Rev，2016，32（Suppl 1）：239 - 245.

5. ALLEN L L，KALMAR G，DRIVER V R. Treatment of a High-Risk Diabetic Patient with Peripheral Vascular Disease and Osteomyelitis. Tech Vasc Interv Radiol，2016，19（2）：96 - 100.

笔记

009 难愈合压疮创面修复 1 例

009

病历摘要

　　患者，男，35 岁。主因胸背部皮肤破溃 3 月余，右侧臀部破溃 1 个月入院。

[现病史] 患者因截瘫而长期卧床，于 3 个月前出现胸背皮肤破溃，自行换药治疗后未见明显好转，遂于我院就诊。入院后给予常规换药等对症治疗后出院；1 个月前右侧臀部出现皮肤破溃，开始约蚕豆大小，自行换药治疗，未见好转，创面深度变大，为求进一步治疗再次来我院就诊，门诊以"软组织感染"收入我科。自患病以来，患者神志清，精神、饮食、睡眠可，体重未见明显减轻。

[既往史] 有高血压病史 7 年，最高达 180/110 mmHg，口服硝苯地

笔记

61

平，控制可；20 年前确诊神经脊髓鞘瘤，7 年前于北京某三甲医院行神经脊髓鞘瘤切除术，术后瘫痪在床。否认糖尿病、高脂血症、冠心病及脑卒中病史，否认肝炎、结核病史及其密切接触史，否认外伤史。有血制品输注史，有"左臀部坏死组织切除清创手术"及"右臀部坏死组织切除清创手术"手术史。对头孢类、麻醉药（具体不详）过敏，无食物过敏史。预防接种按计划进行。

［入院检查］

1. 专科查体。右臀部可见一约 2.0 cm×2.0 cm×4.0 cm 大小创口，深达肌层，皮肤周缘红肿，感觉减退，伴有分泌物渗出；胸背部分别可见 3.0 cm×2.0 cm 创面，中央可见黑色痂皮，创面周缘皮肤红肿，感觉减退，伴有分泌物渗出（图 9-1，图 9-2）。

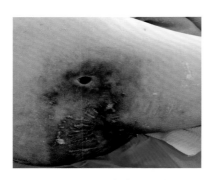 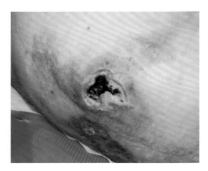

图 9-1　患者右侧臀部　　　　图 9-2　患者入院时后背创面

2. 常规检查。①生化全项：丙氨酸氨基转移酶 16 U/L，天冬氨酸氨基转移酶 13 U/L，总胆红素 11.6 μmol/L，直接胆红素 3.2 μmol/L，间接胆红素 8.4 μmol/L，总蛋白 73.4 g/L，钠 141 mmol/L，氯 102 mmol/L，钙 2.42 mmol/L，磷 1.2 mmol/L，血清铁 2.9 μmol/L，血清镁 0.89 mmol/L，钾 3.57 mmol/L，肌酐 34 μmol/L，尿酸 298 μmol/L，血清葡萄糖 8.55 mmol/L，肌酸激酶 25 U/L，乳酸脱氢酶 137 U/L，球蛋白 29.4 g/L，白蛋白 44.0 g/L，碱性磷酸酶 67 U/L，尿素氮 5.58 mmol/L。②血液常规（静脉血）：WBC 6.72×

10^9/L，中性粒细胞百分比 71%，PLT 405×10^9/L，HGB 105 g/L。③ CRP 74.35 mg/L。④PCT 0.02 ng/mL。

3. 影像学检查。骨盆 CT 平扫+三维重建：双侧髋关节在位，关节间隙狭窄，髋臼缘骨质增生，双侧髂骨骨质增生。骨质密度降低。右臀部软组织团片高密度影，局部可见气体影。双侧股骨外侧条片样软组织影（图 9-3）。

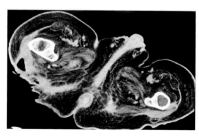

图 9-3 骨盆 CT 平扫示右臀部软组织感染

[初步诊断] 臀部软组织感染（右），背部软组织感染，胸腰椎脊髓鞘瘤，截瘫（双下肢瘫痪），高血压 3 级（极高危）。

[治疗及转归] 患者入院后给予抗感染、消肿、营养神经药物对症治疗。创腔藻酸盐敷料引流，创面生长因子修复敷料换药。术前检查完善后于入院第 3 日局部麻醉下行右臀部血管、神经、肌腱探查+坏死组织清创术，术中将右臀部 2.0 cm×2.0 cm×4.0 cm 创口完整切除，探查见创口底部形成 5.0 cm×5.0 cm 囊袋腔隙，将其完整切除，并刮除所有坏死组织及炎性肉芽组织，给予可吸收止血纱布彻底止血，双氧水、无菌生理盐水依次反复冲洗创腔，放置引流管后，逐层缝合创口。术后给予抗感染治疗；嘱患者定期翻身，避免压迫创面。胸背部创面去除坏死痂皮，清除坏死筋膜组织，由于患者既往行胸椎金属物植入内固定手术，背部创面皮肤张力较大，未闭合创面，医用纱布覆盖，术后 1 周创面恢复良好（图 9-4，图 9-5）。

为了使右侧臀部创面快速愈合，患者术后处于左侧斜坡卧位的时间较长，术后 10 天左侧臀部因受压再次形成 2 处溃疡（既往手术部位），查体见左臀部近肛门 8 点位见约 1.5 cm×1.0 cm 大小创面，

笔记

此创面为患者既往手术后瘢痕组织受压再次形成，见炎性肉芽组织生长，感觉减退，伴有少许渗出（图9-6）；左臀部外侧近左髋部见约2.5 cm×3.0 cm大小的溃疡创面，深达肌层约3.0 cm，背覆脓苔的筋膜组织下形成4.0 cm×5.0 cm创腔，较多脓性分泌物（图9-7）。

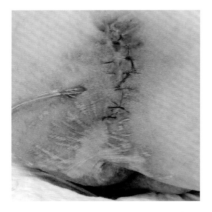
图9-4　术后1周右臀部创面情况

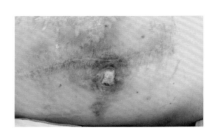
图9-5　术后1周胸背部创面情况

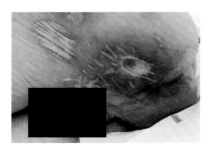
图9-6　左臀部因受压再次
形成的溃疡创面

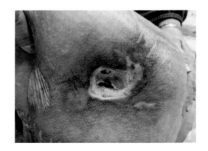
图9-7　左臀部外侧近左髋
部因受压再次形成
的溃疡创面

创面换药3日后，于局麻下行左臀部外侧近左髋部创面手术清创，术中完整清除溃疡创面，切除坏死筋膜组织，形成4.0 cm×5.0 cm创面（图9-8），向深处清创可探及坐骨结节，予以压迫及缝扎止血后，双氧水、盐水冲洗创腔3遍，仍见渗液渗出，创面未给予闭合。术后每日1次创面换药，应用藻酸盐引流，银离子凝胶敷料换药治疗（图9-9）。

笔记

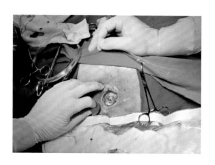

图 9-8　术中创面情况

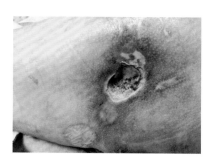

图 9-9　术后创面换药情况（左臀部外侧近左髋部创面）

患者术后对症给予抗感染用药，创面定期换药治疗，经过 2 周换药，因患者特殊体位，创面不可避免受压，肉芽组织虽生长良好，但未呈现愈合趋势（图 9-10）。而此时右侧臀部原缝合伤口因患者右侧卧位时间较长而受压导致再次裂口，形成约 1.0 cm × 1.0 cm 创面，深达筋膜组织层，较多渗出物（图 9-11）。胸背部创面经换药治疗较前好转，但因位于近内置金属物突起处，难于愈合（图 9-12）。

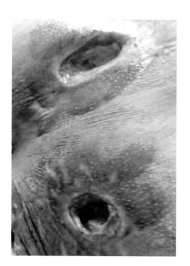

图 9-10　左臀部创面情况，上方为近左髋部伤口，下方为近肛门处伤口

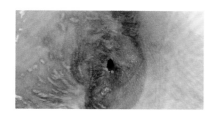

图 9-11　右臀部原伤口再次裂口形成创面

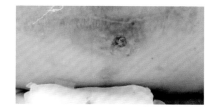

图 9-12　胸背部创面

为了促进创面愈合，于局麻下再次行坏死组织清创术，其中左臀部外侧近左髋部的创面经彻底清创后，减张闭合（图 9-13），

左臀部近肛门创面彻底清创处理（图 9 - 14），术后继续创面换药治疗。

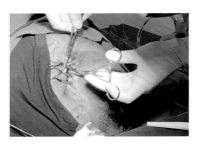 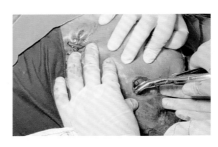

图 9 - 13 清创后减张闭合左臀部外侧近左髋部的创面　图 9 - 14 左臀部近肛门创面彻底清创处理

由于创面张力较大，术后第 3 日创面周缘水肿严重，拆除减张线，左臀部 2 个创面继续换药治疗（图 9 - 15）。

因患者体位问题，频繁的翻身及使用气垫床等减压措施均未获得良好的效果，因此换药 2 周创面达到闭合条件后，行左臀部坏死组织清创 + 皮肤软组织闭合器闭合术，同时行胸背部坏死组织清创 + 皮肤软组织闭合器闭合术（图 9 - 16）。术中背部彻底清创后可见一面积 2.0 cm × 2.0 cm 的创面，创面内可见坏死软组织及分泌物渗出，行梭形切口，彻底切除创面内坏死组织，直至可见新鲜血性液体渗出为止，反复用双氧水、生理盐水冲洗切口后，逐层缝合切口后，皮肤张力较大，切口安装闭合器，给予缓解切口皮肤张力，术后行缓慢牵拉减张手术切口；术中对于左侧臀部外侧创面可见大量新鲜肉芽组织形成，并有坏死组织，行梭形切口切除创面内及创周坏死组织，直至有血性活

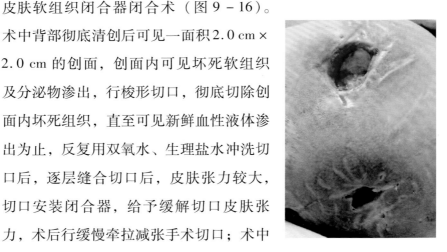

图 9 - 15 再次换药 2 周后左臀部创面情况，上方为近左髋部伤口，下方为近肛门处伤口

动性出血，创面内可见活动性出血，使用电刀止血，反复用双氧水、无菌生理盐水冲洗创面，可见创面有活动性出血，可吸收止血纱布止血，逐层缝合切口后，可见皮肤张力较大，切缘安装闭合器，给予缓解切口皮肤张力，术后缓慢牵拉减张手术切口。

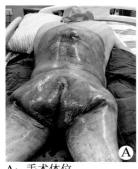
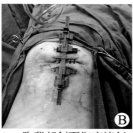
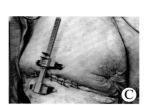

A：手术体位

B：胸背部创面彻底清创后应用皮肤软组织闭合器减张闭合

C：左臀部外侧近左髋部的创面应用皮肤软组织闭合器减张闭合，左臀部近肛门创面清创后逐层闭合创面

图 9-16　皮肤软组织闭合器闭合术

患者术后持续保持于绝对俯卧位，创面隔日换药，闭合器依据创面皮肤张力行动态调整（图 9-17）。

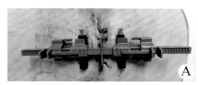
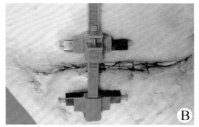

A：胸背部创面彻底清创后应用皮肤软组织闭合器减张闭合

B：左臀部外侧近左髋部的创面应用皮肤软组织闭合器减张闭合

图 9-17　闭合器依据创面皮肤张力行动态调整

术后 2 周手术拆除胸背部及左臀部闭合器，2 处创面愈合，同时对右臀部伤口行清创治疗，术后保持于俯卧位，患者所有伤口最终愈合（图 9-18）。

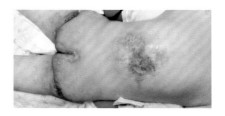

图 9-18　患者术后俯卧位体位及所有创面愈合情况

笔记

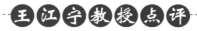

王江宁教授点评

　　压疮也称为压力性损伤，在以下患者中多见：截瘫长期卧床、慢性消耗性疾病患者、深度昏迷、其他原因长期卧床患者。好发于骶尾部、大转子、坐骨结节等骨性突起明显的部位，损伤深达骨质，且骨外露。一旦发生压疮，全身感染接踵而至，同时伴发营养不良，危及患者生命。压疮创面清创后应将创面减负放在首位，最大限度的减压是创面愈合的有利保证，同时应用皮肤牵张闭合器修复难愈性压疮创面更简单、方便，能缩短创面愈合时间，愈合后皮肤修复区域为邻近周围皮肤，其组织学相近的优势明显。

参考文献

1. BARWICK A，TESSIER J，MIROW J，et al. Computed tomography derived bone density measurement in the diabetic foot. J Foot Ankle Res，2017，10（11）：1－5.

2. UZUN G，MUTLUOĞLU M，KARAGÖZ H，et al. Pitfalls of intralesional ozone injection in diabetic foot ulcers：a case study. J Am Coll Clin Wound Spec，2014，4（4）：81－83.

3. 中华医学会糖尿病学分会. 2型糖尿病患者合并下肢动脉病变的筛查及管理规范. 中华糖尿病杂志，2013，5（2）：82－88.

4. TOPRAK O，CIRIT M，YESIL M，et al. Impact of diabetic and pre-diabetic state on development of contrast-induced nephropathy in patients with chronic kidney disease. Nephrol Dial Transplant，2007，22（3）：819－826.

5. PENDSEY S. 现代糖尿病足的管理. 王江宁，主译. 北京：人民卫生出版社，2017.

6. 王江宁，高磊. 糖尿病足慢性创面治疗的新进展. 中国修复重建外科杂志，2018，32（7）：832－837.

010
髋部难愈合创面修复 1 例

病历摘要

患者，男，54 岁。主因双髋部创面不愈合 4 月余入院。

[现病史] 患者入院前 4 个月双髋部出现脓包，于当地医院行手术治疗，术后给予换药等对症治疗，创面不愈合，于 5 天前出院来我院就诊，门诊以"双髋部皮肤软组织感染"收入院。患者伤后以来，饮食、睡眠及二便正常，体重无明显变化。

[既往史] 皮肌炎病史，脊柱侧弯病史。否认乙肝、结核病史及其密切接触史，否认外伤史，否认血制品输注史，否认药物及食物过敏史，预防接种按计划进行。

[入院检查]

1. 专科查体。右髋部可见一约 12.0 cm × 6.0 cm 大小的创面，

71

创口皮缘无发黑，创面可见肉芽组织生成，脓性分泌物渗出，味臭。左髋部可见一直径约 2.0 cm 大小的创面，创口皮缘无发黑，创面可见肉芽组织生成，脓性分泌物渗出，味臭，向周边形成腔隙，深度最小约 5.0 cm，最深处约 7.0 cm（图 10 - 1，图 10 - 2）。

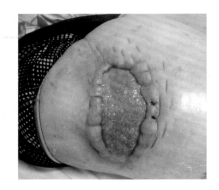
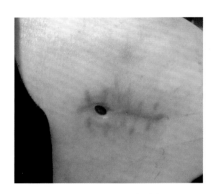

图 10 - 1　右髋部创面　　　　图 10 - 2　左髋部创面

2. 实验室检查。①生化全项：丙氨酸氨基转移酶 19 U/L，天冬氨酸氨基转移酶 30 U/L，总胆红素 7.3 μmol/L，直接胆红素 3.4 μmol/L，间接胆红素 3.9 μmol/L，总蛋白 60.6 g/L，钠 135 mmol/L，氯 104 mmol/L，钙 2.16 mmol/L，磷 1.17 mmol/L，血清铁 6.1 μmol/L，血清镁 0.93 mmol/L，钾 4.05 mmol/L，肌酐 61 μmol/L，尿酸 471 μmol/L，血清葡萄糖 5.06 mmol/L，肌酸激酶 72 U/L，乳酸脱氢酶 315 U/L，球蛋白 26.8 g/L，白蛋白 33.8 g/L，碱性磷酸酶 64 U/L，尿素氮 5.16 mmol/L。②血常规（静脉血）：WBC 9.47×10^9/L，中性粒细胞百分比 80.4%，PLT 316×10^9/L，HGB 147 g/L。③CRP 43.14 mg/L。④ PCT 0.03 ng/mL。

[初步诊断] 髋部软组织感染（双），皮肌炎，脊柱侧弯。

[治疗及转归] 患者入院后给予抗感染、消肿、营养神经药物对症治疗。完善术前检查后，于入院当日椎管麻醉下行双髋部清创 + 神经血管肌腱探查术 + 皮肤闭合器闭合术，术中组织剪适度修

剪左髋部创腔筋膜，再用刮勺刮除坏死组织，鉴于患者创面条件较好，一期闭合创面（图10-3，图10-4）。刮勺刮除右髋部创面炎性肉芽组织，组织剪修剪创缘，过氧化氢、0.9%氯化钠、碘伏冲洗3遍；将3套拉杆式伤口皮肤牵张闭合器安装于创口近端及远端，距离创缘约1.5 cm，适度拉紧固定夹使创缘对合，无菌敷料包扎（图10-5，图10-6）。

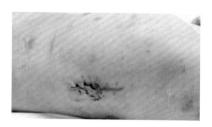

图10-3 术后第3日左髋部创面

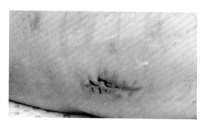

图10-4 术后第5日左髋部创面

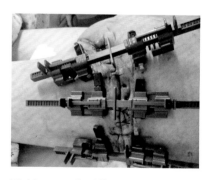

图10-5 术后第3日右髋部创面

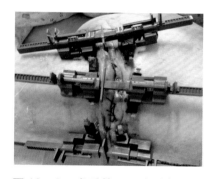

图10-6 术后第5日右髋部创面

术后1周局部麻醉下行右髋部清创术＋神经血管肌腱探查术＋皮肤闭合器拆除术＋皮肤闭合器闭合术。术中拆除内侧2个闭合器后可见右髋部内侧边缘张力较小，周围皮肤松弛，创面肉芽新鲜，组织剪适度修剪右髋部创腔筋膜，再用刮勺刮除坏死组织，探查无重要血管神经外露。过氧化氢、0.9%氯化钠、碘伏冲洗3遍。鉴于患者创面条件较好，内侧张力较小，考虑一次减张缝合线闭合创面内侧，右髋创面中间部分，仍有张力。将2套拉杆式伤口皮肤扩展器拉钩安装于创口中间部位，距离创缘约 1.5 cm，适度拉紧固定夹使创缘对合，无菌敷料包扎（图 10-7 ～图 10-10）。

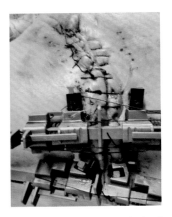

图 10-7　第 2 次手术术后
1 日右髋部创面

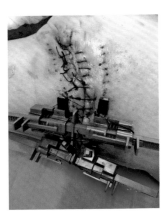

图 10-8　第 2 次手术术后
3 日右髋部创面

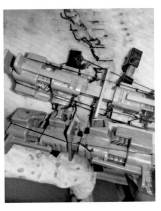

图 10-9　第 2 次手术术后
5 日右髋部创面

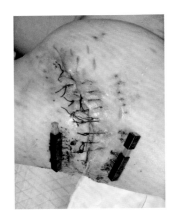

图 10-10　第 2 次手术术后
7 日右髋部创面

病例分析

1. 皮肤的应力特性

人体皮肤有应力性松弛特性、蠕变物性、组织移动后不完全回复特性、皮肤可生长特性。我们设计皮瓣或应用皮肤牵张闭合器技术在计算新生皮肤面积时，会将这 4 个皮肤特性所产生的新生皮肤面积进行综合计算，因为皮肤软组织受力拉长并保持长度不变，则皮肤的张力逐渐下降；皮肤软组织在固定张力作用下，皮肤长度在一定范围内逐渐增加；皮肤软组织受力移动并愈合后有复位倾向，但不能完全恢复；皮肤受张力作用出现有限度组织生长。

2. 皮肤牵张闭合器的应用

对于大面积皮肤缺损，皮肤牵张闭合器可以一次闭合伤口，若创伤所致的撕脱伤、彻底清创后不能闭合创口，这时可以在术中应用皮肤牵张闭合器进行闭合，采用了皮肤牵张闭合器技术中即时闭合伤口的方法；另外，笔者团队在临床治疗压疮，尤其是大面积压疮的修复中发现，利用皮肤牵张闭合器技术中第 2 个作用，即缓慢闭合伤口的原理，在一次手术安装皮肤牵张闭合器后进行创口皮缘最大牵张力的牵拉（由最小牵张力循环牵拉过渡至最大牵张力），创口未一期闭合而留有间隙，此时创口内的分泌物得到更好的引流，且创面缩小可减少蛋白丢失，同时创面周围皮肤因牵张后形成新的皮肤而使牵张力逐渐减小，一定时间后再次应用皮肤牵张闭合器牵拉皮肤，使创面缺损面积逐渐减小的前提下再一次维持在皮肤的最大牵张力，依此循环，最终致创口闭合。

3. 结论

皮肤牵张闭合器是一种可以使创面在减张情况下逐渐闭合的辅助材料，已应用于四肢外伤创面、糖尿病足溃疡创面的修复。臀大肌皮瓣技术对压疮创面修复，结果证实患者术后创面愈合闭合，但是患者住院时间较长，住院费用较高，给患者带来了经济生活压力，皮肤牵张闭合器在一定程度上使修复压疮创面更简单、更方便，能缩短创面愈合时间。

王江宁教授点评

皮肤牵张闭合器技术不适用于所有的压疮创面，如果创面缺损面积非常大（创口周围的皮肤经过 SSD 延展后不足以覆盖整个缺损创面，3 kg 的牵张力为皮肤牵张的最大数值，过大的牵张力将对创口的皮缘产生切割伤，而且降低皮缘的经皮氧分压，最终导致皮缘坏死，从而达不到覆盖皮肤软组织缺损的目的），单纯利用闭合器不能达到皮肤闭合的目的，仅仅缩小创面的缺损面积，如果行二期植皮或皮瓣修复，那么将减少供皮区的取皮或皮瓣的范围，从而减少副损伤。皮肤牵张闭合器技术在一定程度上使修复压疮创面更简单、更方便，能缩短创面愈合时间，愈合后皮肤修复区域为邻近周围皮肤，拥有组织学相近的优势明显，局部皮肤相对抗摩擦、有感觉，是一种生理性修复。

参考文献

1. 高磊，李天博，刘燕玲，等. 皮肤牵张闭合器在难愈性褥疮创面修复中的应用. 中华显微外科杂志，2018，41（1）：80 – 83.

2. 高磊，王硕，王雷，等. 皮肤牵张闭合器在糖尿病足创面修复中的应用. 中国修复重建外科杂志，2018，32（5）：591 – 595.

3. Song M，Zhang Z，Liu T. EASApprox® SymbolProp BTRCp skin-stretching system: a secure and effective method to achieve wound closure. Exp Ther Med，2017，14（1）：531 – 538.

4. 王江宁，高磊，陈天贵，等. 王江宁教授团队糖尿病足综合诊疗病例精解. 北京：科学技术文献出版社，2018.

5. 王江宁，田耿家，夏照帆，等. 压疮的综合治疗. 北京：人民卫生出版社，2018.

笔记

011 臀部化脓性汗腺炎创面修复1例

病历摘要

患者，男，45岁。主因臀部皮肤破溃伴脓性渗出1年，分泌物增多1月余入院。

[现病史] 患者4年前因汗腺炎行双侧臀部、大腿后侧、会阴部汗腺切除术。1年前肛周（膝胸位）3点位、7点位出现皮肤破溃，有粪便样分泌物渗出，1个月前分泌物逐渐增多，当地医院诊断为肛瘘，肛周创面换药治疗，无任何好转迹象，遂来我院就诊，门诊以"肛周软组织感染"收入院。患者自入院以来饮食及睡眠正常，体重无明显变化。

[既往史] 平素身体差，小儿麻痹症后遗症42年。既往脉管炎、汗腺炎病史20年，有血制品输注史。否认高血压、糖尿病、高脂血

症、冠心病及脑卒中病史，否认肝炎、结核病史及其密切接触史，否认外伤史，否认药物及食物过敏史。预防接种按计划进行。

[入院检查]

1. 专科查体。双侧臀部、大腿后侧及会阴部可见汗腺炎术后瘢痕，局部皮肤坚硬增厚，见多个瘢痕组织突起，肛门3点、7点位可探及2个瘘口，有粪便样分泌物外渗，肛门周围可见手术瘢痕，导尿管及膀胱造瘘管通畅固定良好（图11 – 1，图11 – 2）。

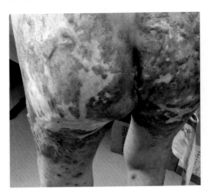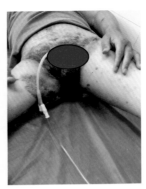

图 11 – 1　患者入院时情况（双侧臀部、大腿后侧、会阴部汗腺切除术后瘢痕）

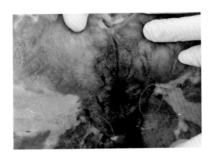

图 11 – 2　患者入院时瘘口创面情况

2. 实验室检查。①血液常规（静脉血）：WBC 5.9×10^9/L，中性粒细胞百分比 72.3%，中性粒细胞 4.3×10^9/L，HGB 132 g/L，红细胞平均体积 81.7 fL。②生化检查：球蛋白 42.8 g/L，白蛋白 38.5 g/L。③ CRP 34.13 mg/L。④ PCT 0.03 ng/mL。

3. 影像学检查。经肛门导管造影剂注射后骨盆 CT 检查：肛门造影剂注入后，可见肛门前方、臀部软组织造影剂显影，造影剂经右侧肛提肌渗漏至骶尾后皮下，相应皮下脂肪间隙模糊，密度增高，左后方也可见片状高密度影（图 11-3，图 11-4）。诊断：盆腔所见，符合肛瘘改变，双腹股沟多发淋巴结，双臀部及双睾丸皮肤增厚。

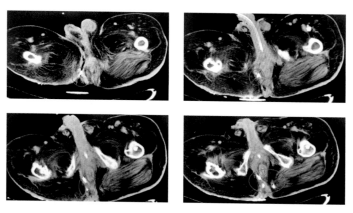

图 11-3   经肛门导管造影剂注射后骨盆 CT 检查

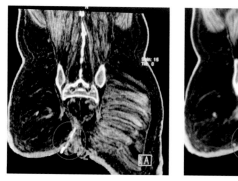
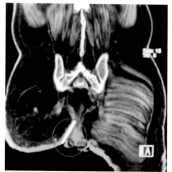

图 11-4   经肛门导管造影剂注射后骨盆 CT 检查

［初步诊断］皮肤感染性窦道，膀胱造口状态，化脓性汗腺炎（术后），血管炎（脉管炎），脊髓灰质炎后遗症。

［治疗及转归］患者入院后给予抗感染、消肿、改善循环、营养神经对症治疗，创面换药治疗。术前检查及肠道准备完善后，于全麻下行肛周坏死组织清创＋邻近肌皮瓣转移修复肛瘘术。患者俯卧

位，麻醉满意后，碘伏消毒3遍，铺无菌单。探查见双侧臀部、大腿后侧及会阴部可见汗腺炎术后瘢痕，见多个瘢痕组织形成的间隙，肛门3点、7点位可探及2个瘘口，其中3点位瘘口较深，分别将2个瘘口内予以刮匙搔刮至渗血，术中探查证实3点位、7点位均为瘘口，与肛门相通。双氧水、盐水、碘伏、盐水冲洗瘘口3遍。于肛周3点、7点位分别游离瘘口附近肛周组织，取带蒂肌皮瓣，将肌皮瓣完整填塞于瘘口中，逐层缝合，肛门留置引流管（图11-5~图11-8）。

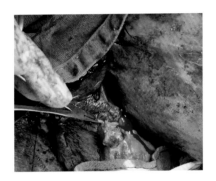

图11-5　游离3点位肌皮瓣

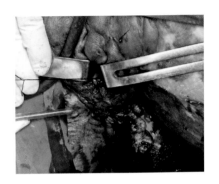

图11-6　3点位肌皮瓣远端在导引线牵拉下完整填塞于3点位窦道，导引线由肛管直肠瘘近端开口穿至直肠内并由肛门穿出

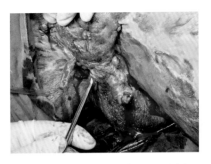

图11-7　游离7点位肌皮瓣

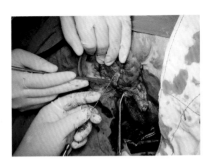

图11-8　血管探子辅助下将远端带有导引线的肌皮瓣完整填塞于7点位肛管直肠瘘

术后继续应用抗感染、消肿、改善循环、营养神经药物对症治疗，创面隔日换药。患者严格禁食水，肠道分泌物由肛门引流管流出（图11-9～图11-11）。术后第10天创面愈合，拆除缝合线，拔出肛门直肠引流管，正常排便时未见原瘘口部位存在分泌物（图11-12）。

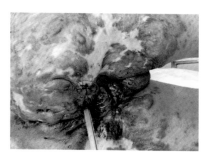

图11-9　术后第1天换药情况

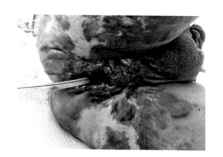

图11-10　术后第3天换药情况

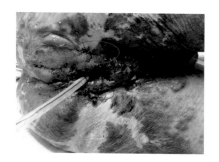

图11-11　术后第7天换药情况

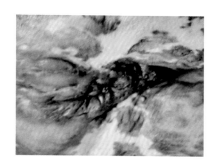

图11-12　术后第10天创面

病例分析

1. 汗腺炎形成的瘘口创面

　　大汗腺感染后可引起相邻皮肤内部及和皮下软组织反复感染发作，从而形成范围较广的慢性炎症，有时会形成小脓肿或复杂性窦道和瘘管，称为化脓性汗腺炎。发病部位多在大汗腺分布区，如腋下、肛门、生殖器、臀部等，发生于肛门周围者称为肛周化脓性汗腺炎。在中医学中属蜂窝漏、串臀瘘的范畴。Jackman 报道 125 例肛周化脓性汗腺炎中有 4 例恶变为鳞癌，发生率为 3.2%。可见本病长期不愈有恶变可能，大多发生在发病后 10~20 年。

该患者臀部汗腺炎病史 20 余年，且 4 年前行双侧臀部、大腿后侧、会阴部汗腺切除术，术后 3 年在肛周形成直肠肛管瘘，1 年来创面因粪便污染而反复感染，有形成化脓性溃疡趋势，此类创面不易愈合，一旦形成且瘘口不及时处理，许多窦道将相继形成，融合成片，发生皮下广泛坏死，皮肤溃烂，可扩展到肛门周围，因此彻底的窦道坏死组织清创尤为重要。

2. 臀部汗腺炎瘘口创面的鉴别诊断

本病首先有在肛门周围皮下反复感染化脓不愈，病程长、发病缓慢的病史。长期反复发作，逐渐广泛蔓延，应注意与以下两种容易混淆的疾病相鉴别。

（1）低位复杂性肛瘘：有 1 个或 2 个以上内口在肛门隐窝，有 2 个或 2 个以上的管道与外口相通，瘘管管道在外括约肌深层以下。瘘管较深，内有肉芽组织，常有内口与肛管直肠相通，一般有肛门直肠脓肿病史。

（2）骶尾部畸胎瘤：本病为胚胎发育异常的先天性疾病，多为青壮年时期发病，肛门后尾骨前有外口。肛内指诊常可触及骶前有肿块或饱满样感觉，钡灌肠侧面可见直肠骶骨间隙增宽，直肠有半圆形充盈缺损或压迹，手术可见腔内有毛发、牙齿、骨质。亦可见到腔内有黏液。

3. 汗腺炎创面的治疗

臀部化脓性汗腺炎的病因在于臀部大汗腺出口堵塞并感染，以致腺管破裂并在皮内甚至皮下形成反复发作的炎症，最终形成脓肿、窦道、皮肤瘘和瘢痕。

汗腺炎早期患者局部及全身使用抗菌药物治疗是有效的。若行手术治疗，单纯切开引流有助于控制局部感染，但术后绝对复发；根治性手术要求将皮肤及皮下脂肪层全部切除，并根据病损范围，选择一期缝合、切除敞开换药或辅以皮瓣转移、肌皮瓣缝合、植皮修复等。对于病变范围较大、感染灶融合的臀部化脓性汗腺炎患者，可以采取臀部化脓性汗腺炎病灶切除联合邮票植皮术。

4. 结论

肛门周围化脓性汗腺炎是肛门皮肤内大汗腺的慢性炎症。感染化脓反复肿胀则形成慢性蜂窝组织炎。在肛门、会阴、臀部皮下造成范围较广的复杂性窦道、瘘管。彻底清创后应用肌皮瓣填塞瘘口是治疗该疾病的有效方法。

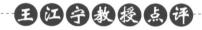

王江宁教授点评

应用游离肌皮瓣填塞窦道是一种修复腔隙性创面的治疗方法，术前需完善窦道造影，通过外口灌注造影剂观察瘘管的走行及各口之间是否存在联系，并在 X 线下拍摄正位片及侧卧位片，确定窦道是否与肛门直肠相通，此项检查尤为重要。另外盆底三维影像检查，不仅可以确定瘘管走行及各瘘管与括约肌之间的关系，也能观察瘘管是否通向肛门直肠或肛提肌部位。同时对于经久不愈的汗腺炎，应该取瘘管部分组织做病理检查，以判断是否癌变。

笔记

参考文献

1. 孔令卓，吴信峰. 手术治疗难治性化脓性汗腺炎一例. 中国麻风皮肤病杂志，2019，35（2）：99 – 101.

2. 柴密，曾玮，杨红岩，等. 化脓性大汗腺炎的手术治疗. 中国美容医学，2018，27（9）：45 – 48.

3. JEMEC G B. Clinical practice. Hidradenitis suppurativa. N Engl J Med, 2012, 2（2）：158 – 164.

4. 张辉，王志民. 复杂性肛周及臀部大汗腺炎化脓性感染 1 例. 中国肛肠病杂志，2018，38（5）：78.

5. THORLACIUS L, GARG A, INGRAM J R, et al. Towards global consensus on core outcomes for hidradenitis suppurativa research：an update from the HISTORIC consensus meetings I and II. Br J Dermatol, 2018, 178（3）：715 – 721 .

012
大面积压力性损伤3例

病历摘要

病例1

患者，女，38岁。主因车祸致骶尾及右臀部软组织损伤20天入院。

［现病史］患者20天前发生车祸伤及骨盆区，伤后无一过性意识丧失，自觉伤处疼痛，不能行走，被人救起后送至当地医院，予以输血、补液、抗感染等治疗，具体用药不详；行乙状结肠单腔造瘘＋骶尾部清创＋右胫骨结节牵引＋VSD吸引手术，后发现右臀部软组织感染伴分泌物渗出8天余，予以常规换药。患者及家属为求进一步治疗来我院，门诊以"软组织感染"收入我科。患

者自患病来，神志清，精神可，饮食正常；有发热症状，无寒战等。

[入院检查]

1. 专科检查。乙状结肠造口排气排便正常；导尿管留置，引出黄色尿液；双下肢无水肿；大阴唇至肛门处可见不规则伤口，已缝合，无红肿出血；骶尾及右臀部可见一范围约 15.0 cm × 15.0 cm 大小、伴有黑色焦痂的黄白色腐肉；肛周有约 7.0 cm × 7.0 cm × 3.0 cm 大小的创面，创面鲜红，伴有鲜血渗出，触痛明显，探查伤口见其右侧及上方分别存在约 7.0 cm × 15.0 cm 及 2.0 cm × 7.0 cm 大小的潜在腔隙，触痛明显；骨盆区无畸形，右侧髋部压痛明显，骨盆挤压分离试验阳性；右下肢活动受限，左下肢轻度受限。双侧股动脉、足背动脉、胫后动脉搏动正常，双下肢感觉正常，肌力及肌张力正常。肛门感觉存在，肛门反射消失，指诊肛门括约肌松弛，退出手套未染鲜血（图 12 - 1）。

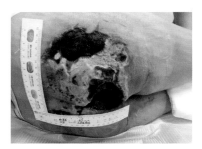 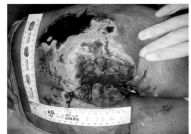

图 12 - 1　骶尾及右臀部创面

2. 实验室检查。①血液检查：WBC 6.85×10^9/L，中性粒细胞百分比 80%，HGB 105 g/L，白蛋白 34.6 g/L。②创面深部细菌培养结果：大肠埃希菌。

[治疗及转归] 患者入院后给予抗感染、改善循环、纠正低蛋白血症、营养支持等对症支持治疗，排除手术禁忌后，在全麻下行骶尾

及右臀部坏死组织清除＋血管神经肌腱探查＋皮肤闭合器安装术及
VSD 吸引术，术后牵拉皮肤扩展器辅助减轻缝合创面张力，创面定
期换药（图 12 - 2）。

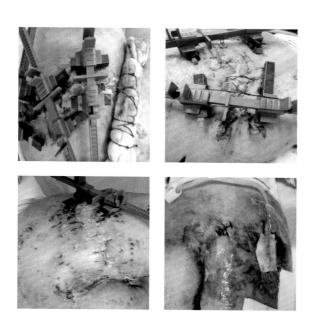

图 12 - 2　术后牵拉皮肤扩展器辅助减轻缝合创面张力

创面经牵张治疗及 VSD 负压
治疗，愈合良好，顺利出院。出院
后复查结果良好（图 12 - 3）。

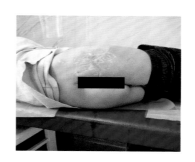

图 12 - 3　出院后复查

病例2

患者，男，62 岁。

[现病史] 3 年前在北京某三甲医
院诊断为"脊髓空洞"，逐渐出现双下肢感觉和运动障碍，同时出
现二便失禁，长期轮椅代步；15 个月前臀部出现 3 处压力性损伤破
溃，给予康复新液、碘伏等对症治疗后 2 处痊愈，右臀部溃疡未愈
合，但未出现明显感染加重；12 个月前因排便后污染导致感染加

重，右臀部、大腿出现局部红肿热痛，双下肢水肿，体温升高，到多家医院就诊均未给予治疗。感染加重后2周，到另一北京三甲医院行右臀部、大腿切开引流术，经治疗臀部及大腿感染均得到控制，下肢水肿消退，臀部仅遗留约5.0 cm×5.0 cm大小的创口未愈合，持续给予换药，仍然未见明显愈合迹象（也无明显感染症状）。患者生命体征平稳，神志清楚，精神好。

［入院检查］

1. 专科查体。双下肢感觉完全消失，运动消失，右臀部距肛门约3.0 cm处可见5.0 cm×6.0 cm大小创口，创口内可见大量"蝌蚪样"赘生物，未探及明显脓性分泌物及活动出血，周围无红肿，双下肢无水肿，肌力0级（图12-4）。

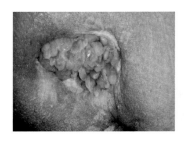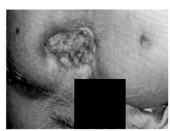

图12-4　创口内可见大量"蝌蚪样"赘生物

2. 影像学检查。胸部X线未见明显异常。骨盆X线显示右侧坐骨支骨质结构因体外伪影显示不清。双下肢血管彩超及心脏彩超未见明显异常。

3. 实验室检查。各项指标未见明显异常。创面分泌物培养未见明显细菌生长。

［治疗及转归］患者入院后给予抗感染、改善循环、营养支持等对症支持治疗，排除手术禁忌后在全身麻醉下行右臀部坏死组织清创缝合＋VSD吸引术＋血管神经肌腱探查，术中探查见创口深达骶

骨，骶骨处有一约 2.0 cm×1.0 cm 大小黑影，并可探及约 1.0 cm×0.5 cm 腔隙，未见明显脓性分泌物（图 12 -5）。术后创面定期换药（图 12 -6）。

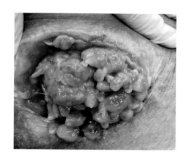
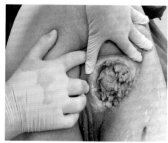

图 12 -5 创口未见明显脓性分泌物

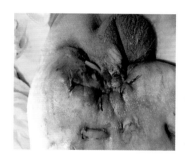
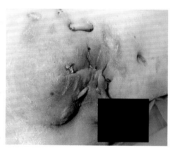

图 12 -6 术后创面

创面经清创手术及 VSD 治疗，于术后 24 天拆线，愈合良好顺利出院（图 12 -7）。出院后长期随访（图 12 -8）。

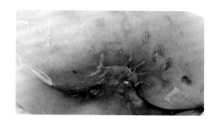
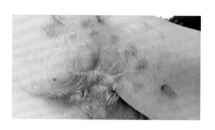

图 12 -7 术后 24 天创面愈合良好　　　图 12 -8 术后随访

病例3

患者，女，99岁。主因骶尾部坏死渗液2月余入院。

[现病史] 患者长期卧床，2个月前骶尾部出现破溃、渗液未在意，10天前发现骶尾部组织坏死，破溃加深，就诊于北京某急诊抢救中心，予以伤口换药（具体药物不详）、抗感染等对症治疗，症状无明显改善，骶尾部创面坏死感染症状加重，为求进一步治疗来我院，门诊以"软组织感染"收入院。

[既往史] 高血压30年余，最高160/90 mmHg，施慧达1片（1次/日）控制；脑梗卧床状态，平素口服阿司匹林肠溶片100 mg（1次/日），硫酸氢氯吡格雷75 mg（1次/日），阿托伐他汀钙20 mg（1次/日）控制；心功能不全、慢性支气管炎病史。否认糖尿病等慢性病史，否认乙肝、结核病史及其密切接触史，否认手术史、外伤史、血制品输注史，否认药物及食物过敏史。预防接种按计划进行。

[入院检查]

1. 专科查体。卧床状态，骶尾部可见约15.0 cm×5.0 cm大小创面，大量脓性坏死组织附着创面，深度达骶骨，臭味重，周围红肿、有触痛。左髋部可见一直径约2.0 cm大小创面，黑痂附着，周围红肿、有触痛（图12-9）。

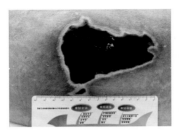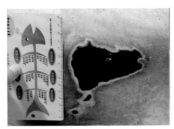

图12-9 术前创面

2. 实验室检查。①血常规：WBC 15.03×10^9/L，中性粒细胞百分比86.6%，HGB 105 g/L。②血生化：白蛋白28.2 g/L。③CRP

31.46 mg/L。④ESR 57 mm/hr。⑤创面深部细菌培养结果：粪肠球菌，阴沟肠杆菌阴沟亚种。

3. 影像学检查。骶尾部 MRI：骶尾部软组织感染，骶尾骨骨皮质毛糙，局部窦道形成。

[治疗及转归] 患者入院后给予抗感染、改善循环、纠正低蛋白血症、营养支持等对症治疗，排除手术禁忌后在静脉全麻下行骶尾部溃疡切除修复术＋皮肤扩展器植入术，术后牵拉皮肤扩展器辅助减轻缝合创面张力，创面定期换药（图 12 – 10，图 12 – 11）。

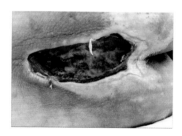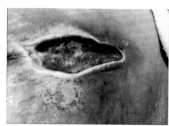

图 12 – 10　溃疡切术修复术后

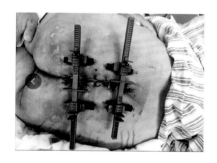

图 12 – 11　皮肤扩展器植入

创面经牵张治疗，于术后 3 周拆线，愈合良好。但由于患者高龄，长期卧床，坠积性肺炎形成，出院前出现高热，温度最高 40.2 ℃，血培养表皮葡萄球菌，真菌培养白色假丝酵母菌，经过与重症医学科、药剂科、心血管内科、呼吸科等多学科合作，针对药敏结果应用抗菌药物，勤翻身拍背，积极雾化吸痰，加强全身营养，经过 2 周努力，终于转危为安，各项炎症指标均降至正常，顺利出院（图12-12）。

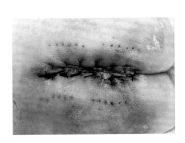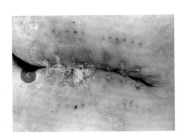

图12-12　术后创面

病例分析

1. 压力性损伤（压疮/褥疮）诊疗

压力性损伤原称"褥疮""压疮"，是由于患者长期卧床局部受压，引起神经营养紊乱及血液循环障碍，局部组织持续缺血，进而导致营养不良而发生的软组织坏死。由于该病不仅发生于卧位，许多也发生于坐位，故现在多采用"压力性损伤"这一名称，从该病发生的病理、生理学角度更准确地概括了疾病实质。本病是临床常见的并发症之一，且很容易引起感染，一旦恶化会给患者带来极大的痛苦，甚至发生败血症而导致死亡，故是护理工作需攻克的"顽症"。压力性损伤多好发于长期卧床、脊髓损伤、慢性神经系统疾病（主要是脑血管病）、体质虚弱、各种消耗性疾病及老年患者，若有低白蛋白血症、大小便失禁、骨折、营养不良、缺乏维生素等更易发生。95%的压力性损伤发生于下半身的骨突处，好发部位依次是骶尾部、坐骨结节、股骨大转子、内外踝、足跟部。

2. 压力性损伤的病因及危险因素

压力、剪切力、摩擦力、潮湿是压力性损伤发生的主要因素。

年龄、吸烟、低血压（尤其是舒张压）、动脉硬化性心脏病、糖尿病、认知功能损害、营养不良、贫血等都是发生的危险因素。①压力是受力面上所承受的垂直作用力，是最重要的致病因素，并与受压时间密切相关，高压时形成溃疡比低压时快，当压力超过毛细血管平均压 4.27 kPa 时，会使皮肤血流停顿，由于淋巴滞流蓄积，厌氧代谢废物也易促使组织坏死。压力经皮肤由浅入深扩散，呈圆锥样递减分布，在深层多聚集于骨的隆起部位。肌肉及脂肪组织比皮肤对压力更敏感，最早出现变性坏死。萎缩、消瘦、瘢痕及感染的组织，增加了对压力的敏感性。②剪切力是施加于相邻物体的表面，引起相反方向的进行性平行滑动的力量。其作用于深层，引起组织的相对位移，能切断较大区域的血液供应，因此比垂直方向的压力更具危害。如仰卧患者抬高床头时的身体下滑倾向，坐轮椅患者的身体前移倾向，均能在骶骨及坐骨结节部产生较大的剪切力，常累及骶外侧动脉的背侧支及臀上动脉的浅支，产生其供应区的大片组织缺血缺氧。老人因皮肤生理、免疫改变，使其屏障能力、血管功能等减退，易受剪切力之害。③摩擦力是一个物体在另一个物体表面上运动或有相对运动趋势时，在两个接触面上就会产生阻碍物体运动的力。摩擦力作用于上皮组织，能去除外层的保护性角化皮肤，增加对压力性损伤的易感性。临床上铺面皱褶不平，存有碴屑或搬动时拖拽扯拉患者，均产生较大摩擦力。④潮湿可由大小便失禁、出汗等引起，导致皮肤浸渍、松软，易为剪切摩擦力所伤。Allman 指出大便失禁时由于有更多的细菌及毒素，比尿失禁更危险，这种污染物浸渍诱发感染使情况更趋恶化。⑤吸烟是发生压力性损伤的重要危险因素，吸烟者压力性损伤的危险性显著升高。吸烟者足跟压力性损伤是非吸烟者的 4 倍，吸烟量与压力性损伤的发生率及严重程度呈正相关。然而如果吸烟者停止吸烟，其压力性损

图 13-3　术后第 3 日开始应用局部创面微流量高浓度氧治疗　　图 13-4　应用微氧第 15 日，伤口完全愈合，无须再次手术

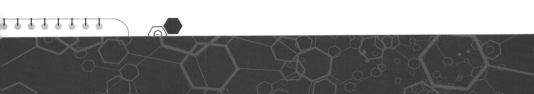
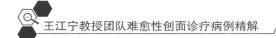 病例分析

1. 糖尿病足

糖尿病患者的创面因抵抗力低下、易感染等因素，若无医疗干预很难愈合。该患者创面院外换药 3 个月，伤口缺损逐渐恶化扩大，发生局部溃烂坏死，诊断为糖尿病性足溃疡。CTA 提示下肢血管情况尚可，在控制好血糖的情况下彻底清除坏死组织，下肢血管情况尚可，可定期换药，创面渗液逐渐减少。

2. 微氧治疗创面

2002 年美国伤口认证协会提出了 TIME 原则，即作为一个完整的创面处理的过程应包括清创（T），（抗）感染或炎症（I），湿性平衡（M），边缘修建（E）。但是随着时代的发展，专家对创面缺氧的本质和纠正缺氧的病理生理学有了更深的理解，提出了 TIMEO2 原则。着重说明了局部伤口氧气的作用。根据文献检索我们发现氧气是组织修复的控制因素，有望改善难治性创面愈合。高纯度氧气对于伤口的效果包括：①通过成纤维细胞迁移和复制，使胶原蛋白产生并使之抗拉强度增加；②促进血管新生及血管再造；③通过"呼吸爆发"的过程激活炎细胞的噬菌功能，从而起抗感染的作用；④产生止痛效果。然而，值得注意的是微氧治疗创面的一个重要前提是创面肉芽组织必须新鲜。

3. 结论

对于糖尿病性足溃疡，要及时医疗干预，评估下肢血供情况，通过手术清除坏死组织，术后通过微氧治疗仪，促进伤口愈合，可以使局部组织更易愈合。

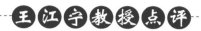

王江宁教授点评

　　治疗糖尿病性足溃疡可以在控制感染、增强营养的情况下彻底清除创面局部坏死组织及可疑坏死组织。在确保彻底清创且肉芽组织新鲜的前提下，可应用辅助治疗方法加快伤口愈合，减少手术次数，花费少、效果明确。局部高浓度持续氧疗（微氧）经过国内外多家医院的临床评估，已证明了其对局部难治性创面的确切效果。对于基础情况不佳，或不愿多次手术的患者，可选择在基础治疗的基础上（控制血糖、增强营养、控制基础病），同时应用局部换药及微氧治疗，增加伤口愈合速度，减少患者住院时间。

参考文献

1. SHAH J B. Correction of Hypoxia, a Critical Element for Wound Bed Preparation Guidelines：TIMEO 2 Principle of Wound Bed Preparation. J Am Col Certif Wound Spec，2011，3（2）：26－32.

2. GILLIGAN A M, WAYCASTER C R, MOTLEY T A. Cost-effectiveness of becaplermin gel on wound healing of diabetic foot ulcers. Wound Repair Regen，2015，23（3）：353－360.

3. KNIGHTON D R, SILVER I A, Hunt TK. Regulation of wound-healing angiogenesis-effect of oxygen gradients and inspired oxygen concentration. Surgery，1981，90（2）：262－270.

4. BOSCO M C, DELFINO S, FERLITO F, et al. The hypoxic synovial environment regulates expression of vascular endothelial growth factor and osteopontin in juvenile idiopathic arthritis. J Rheumatol，2009，36（6）：1318－1329.

5. DHAMODHARAN U, VISWANATHAN V, KRISHNAMOORTHY E, et al. Genetic association of IL-6, TNF-αand SDF-1polymorphisms with serum cytokine

levels in diabetic foot ulcer. Gene, 2015, 565 (1): 62 – 67.

6. SEN C K. Wound healing essentials: let there be oxygen. Wound Repair Regen, 2009, 17 (1): 1 – 18.

7. TANDARA A A, MUSTOE T A. Oxygen in wound healing-more than a nutrient. World J Surg, 2004, 28 (3): 294 – 300.

8. GORDILLO G M, ROY S, KHANNA S, et al. Topical oxygen therapy induces vascular endothelial growth factor expression and improves closure of clinically presented chronic wounds. Clin Exp Pharmacol Physiol, 2008, 35 (8): 957 – 964.

9. 王江宁, 田耿家, 夏照帆, 著. 压疮的综合治疗. 北京: 人民卫生出版社, 2018.

10. 闫欣, 刘中国, 黄丽坤, 等. 制氧仪促进非一期伤口愈合的临床观察. 中国药物与临床, 2014, 14 (2): 226 – 228.

11. BLACKMAN E, MOORE C, HYATT J, et al. Topical wound oxygen therapy in the treatment of severe diabetic foot ulcers: a prospective controlled study. Ostomy Wound Manage, 2010, 56 (6): 24 – 31.

12. HAYES P D, ALZUHIR N, CURRAN G, et al. Topical oxygen therapy promotes the healing of chronic diabetic foot ulcers: a pilot study. J Wound Care, 2017, 26 (11): 652 – 660.

13. YU J, LU S, MCLAREN A M, et al. Topical oxygen therapy results in complete wound healing in diabetic foot ulcers. Wound Repair Regen, 2016, 24 (6): 1066 – 1072.

14. 王江宁, 高磊, 陈天贵, 等. 王江宁教授团队糖尿病足综合诊疗病例精解. 北京: 科学技术文献出版社, 2018.

014
难治性创面合并糖尿病周围血管病1例

病历摘要

患者，女，57岁。主因左足拇指截趾术后3个月，外踝破溃2月余入院。

[现病史] 患者3个月前因左足拇指破溃发黑，就诊于当地医院，考虑为"糖尿病足"，予以拇指远节离断术，术后对症处理，伤口逐渐发黑，就诊于某省立医院，予以对症处理、抗感染、止痛、降糖治疗后，症状未明显缓解，第2趾逐渐发黑，今为求进一步治疗，来我院门诊就诊，我科以"糖尿病足"收入院。自发病以来，患者无发热、二便可，睡眠精神可，体重无明显减轻。

[既往史] 高血压24年，口服缬沙坦药物治疗，血压控制在130/70 mmHg；糖尿病22年，目前胰岛素治疗，血糖未定期监测；高脂血症20年。

[入院检查]

1. 专科查体。双足皮肤颜色基本正常，无明显肿胀，左足第 1 趾可见皮肤残端皮肤坏死发黑，第 2 趾可见皮肤发黑坏死，无感觉，无明显异味，按压疼痛明显，左外踝可见局部皮肤缺损，局部组织泛白，未见明显骨外露（图 14 - 1）。患足足趾活动受限。双足皮温可，足背动脉搏动未触及。

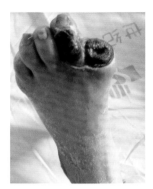

图 14 - 1　患者第 1 次入院时左足

2. 实验室检查。WBC $8.4 \times 10^9/L$，中性粒细胞 $6.4 \times 10^9/L$，ESR 79 mm/hr，淀粉酶 30 U/L，血清铁 7.4 μmol/L，尿酸 373 μmol/L，血清葡萄糖 10.67 mmol/L，γ-谷氨酰转肽酶 77 U/L；CRP 22.51 mg/L；糖化血红蛋白 6.6%。外院细菌培养结果：铜绿假单胞菌，对左氧氟沙星、庆大霉素、美洛培南、阿米卡星敏感。

3. 影像学检查。CTA 示股浅动脉中段几乎完全闭塞，血流缓慢，股浅动脉远端及腘动脉重度闭塞，胫前动脉、胫后动脉完全闭塞，腓动脉轻微显影（图 14 - 2）。影像诊断：双下肢 CTA 多发粥样硬化改变。左足拇指远节缺损。

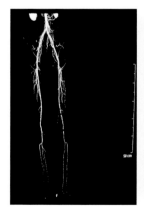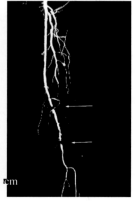

图 14 - 2　双下肢动脉血管造影示左股浅动脉中断

［初步诊断］2 型糖尿病性足坏疽，2 型糖尿病性视网膜病变，2 型糖尿病性周围血管病，2 型糖尿病性周围神经病，高血压 2 级（很高危）。

［治疗及转归］患者入院后给予抗感染、消肿、改善循环、营养神经及抗凝药物对症治疗，入院第 4 天在局麻下行双侧股动脉穿刺 + 加压灌注术（图 14 – 3），第 6 天在局麻下行左侧腰交感神经节毁损术。术后下肢皮温有所增高，足背动脉搏动较前好转。第 7 天在局麻下行左下肢动脉球囊扩张成形术，术后左下肢足背动脉搏动强烈，皮温升高。入院第 14 天在椎管内麻醉下行左足第 1、第 2 趾截趾术，术后均给予抗感染止痛改善微循环营养神经对症治疗，创面定期换药，7 天后愈合（图 14 – 4）。

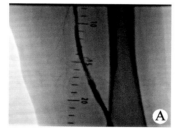
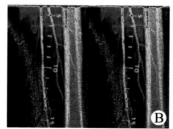

A：股动脉上段狭窄处通畅   B：股动脉下段狭窄处通畅

图 14 – 3   介入术中，股浅动脉缺损区球囊扩张成功，造影剂顺利通过

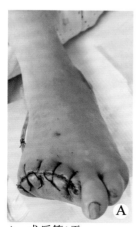
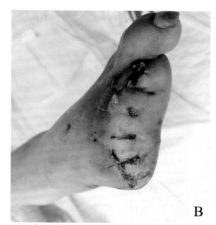

A：术后第1天   B：术后第23天

图 14 – 4   趾离断术后

病例分析

1. 糖尿病缺血性病变

糖尿病缺血性病变患者疼痛明显，多数患者因外伤或穿鞋不适导致组织坏死渗液，皮下组织变成暗红色或黑色，发生溃烂坏死，重则干枯变黑，化脓感染等。该病例患者以左足拇指截趾术后再次发黑入院，于当地医院，因破溃已去除远端第一趾，术后创面仍未愈合，遂第 2 趾逐渐也发黑坏死，诊断为糖尿病足伴血管病变。结合双下肢动脉 CTA 提示双下肢血管堵塞明显。应用加压灌注及腰交感神经节损毁术改善下肢血供，截趾术后患者创面顺利愈合。

2. 截趾术

创面的整复需要多种方法，但闭合创面的基本要求就是局部血供良好。另外需要注意患者生命体征及营养状态对创面的影响。

3. 结论

对于糖尿病缺血性足治疗，下肢血供情况尤为重要，单纯处理创面并不能愈合创面的情况下，需先为愈合创面创造条件。通过加压灌注及腰交感手术可促进下肢血供改善，利用下肢血管成形术，可以进一步改善患肢血供，大大增加术后局部创面愈合的概率。

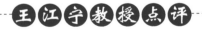

王江宁教授点评

糖尿病缺血性创面的治疗，可以在控制感染的情况下疏通下肢血管。加压灌注的目的是通过药物及对股动脉灌注的方式，疏通血管及打开侧支循环；腰交感神经节损毁通过损毁交感神经，使下肢动脉血管扩张。两种手术方式皆为微创

笔记

方式，花费少，能够改善下肢血供。该患者的 CTA 提示其下肢血供较差，于当地医院截趾后伤口发黑不能愈合，需改善下肢血供，为创面愈合营造良好环境后再行手术。下肢球囊扩张术能在血管内直接疏通血管，为下肢伤口愈合奠定良好的基础，所谓"磨刀不误砍柴工"，待下肢血供得到明显改善后，一次去掉发黑及可能缺血的部分，可明显增加术后创面愈合概率。

参考文献

1. BARWICK A, TESSIER J, MIROW J, et al. Computed tomography derived bone density measurement in the diabetic foot. J Foot Ankle Res, 2017, 10 (11): 1 - 5.

2. UZUN G, MUTLUOĞLU M, KARAGÖZ H, et al. Pitfalls of intralesional ozone injection in diabetic foot ulcers: a case study. J Am Coll Clin Wound Spec, 2014, 4 (4): 81 - 83.

3. 王江宁，田耿家，夏照帆，著. 压疮的综合治疗. 北京：人民卫生出版社，2018.

4. 中华医学会糖尿病学分会. 2 型糖尿病患者合并下肢动脉病变的筛查及管理规范. 中华糖尿病杂志，2013，5 (2): 82 - 88.

5. 邓武权，余琼武，陈兵，等. 老年糖尿病足截肢相关因素分析. 实用老年医学，2009，23 (3): 183 - 186.

6. 李晓辉，张永红. 糖尿病足保肢治疗策略. 世界最新医学信息文摘，2018 (5): 57 - 58.

7. 王江宁，高磊，陈天贵，等. 王江宁教授团队糖尿病足综合诊疗病例精解. 北京：科学技术文献出版社，2018.

015
难愈合压力性损伤患者合并肺炎综合治疗1例

📋 病历摘要

患者，男，89岁。主因左臀部皮肤破溃9月余入院。

[现病史] 患者5年前因脑梗死后遗症开始长期卧床，于9个月前出现左侧臀部皮肤破溃，自行给予常规换药后，创面无好转，面积变大、深度加深，到当地三甲医院就诊，定期给予换药后，臀部创面虽较前缩小，但无愈合趋势，为求进一步诊治，遂来我院就诊。门诊以"软组织感染"收入我科。自患病以来，患者一般情况可，精神可，饮食可，睡眠可，体重无减轻。

[既往史] 平素身体一般，否认高血压、糖尿病、高脂血症及冠心病病史，否认肝炎、结核病史及其密切接触史，否认手术史、外伤史及血制品输注史，否认药物及食物过敏史，预防接种按计划进行。

笔记

[入院检查]

1. 专科查体。左侧臀部可见两处分别约 3.5 cm×2.5 cm（会阴区）、1.0 cm×0.5 cm（外上方）大小的创口，2 处创口贯通，并呈一空腔，创口内可见炎性芽组织形成，有分泌物渗出（图 15 - 1，图 15 - 2）。

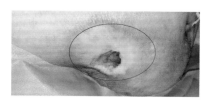

图 15 - 1　患者入院时左臀部（会阴区）创面

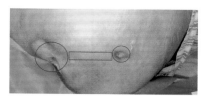

图 15 - 2　患者入院时左臀部外上方创面，2 处创口贯通，并呈一空腔

2. 实验室检查。①血液常规（静脉血）：WBC 10.74×10⁹/L，中性粒细胞百分数 85.9%，HGB 123 g/L，血细胞比容 0.37 L/L，红细胞体积分布宽度 15.6%，中性粒细胞 6.6×10⁹/L。②凝血四项 + D - D + FDP + AT - Ⅲ：抗凝血酶Ⅲ定量 78%，凝血酶原时间 13.2 秒，凝血酶原活动度 74%，国际标准化比值 1.23，纤维蛋白原 4.93 g/L，D 二聚体 334 ng/mL DDU。③生化全项：丙氨酸氨基转移酶 8 U/L，天冬氨酸氨基转移酶 12 U/L，血清铁 9.2 μmol/L，肌酐（肌氨酸氧化酶法）44 μmol/L，血清葡萄糖 7.43 mmol/L，肌酸激酶 46 U/L，A/G 1.1，白蛋白（溴甲酚绿法）31.4 g/L。④CRP 30.14 mg/L。⑤PCT 0.09 ng/mL。

3. 影像学检查。①颅脑 CT（外院）示多发腔隙性脑梗死，部分软化灶形成，脑白质脱髓鞘变性，脑萎缩；②胸部 X 线检查：慢支炎，两下肺感染；心影大，主动脉硬化。③骨盆 X 线检查：重度骨质疏松，双侧骶髂关节、髋关节退变（图 15 - 3）。④骨盆 MRI 示左侧臀部软组织内可见管状稍长 T2 异常信号，远端局部软组织结构紊乱，于 T2 压脂序列呈稍高信号，DWI 序列未见明确异常信号；相邻左侧坐骨结节骨质髓腔内可见片状长 T1、长 T2 异常信号，边界欠清，于 T2 压脂序列呈高信号。考虑：左侧臀部软组织感染，左侧坐骨结节骨髓炎可能（图 15 - 4）。⑤血管检查：下肢血管超声示左小腿肌间静脉血栓形成，双下肢动脉硬化。⑥心脏超声检查：左房增大，左室壁肥厚，升主动脉增宽，主动脉瓣、二尖瓣、三尖瓣反流（少量）、左室舒张功能减低，射血分数 67%。

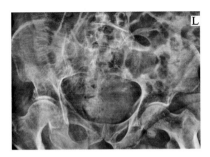

图 15 - 3　骨盆 X 线片

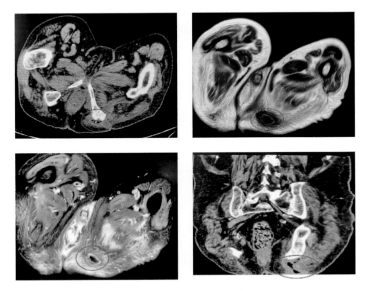

图 15 - 4　骨盆 MRI

[初步诊断] 会阴部软组织感染，臀部软组织感染（左），肺部感

染，多发腔隙性脑梗死，脑萎缩，脑白质脱髓鞘变性，低蛋白血症，左小腿肌间静脉血栓形成。

[治疗及转归] 考虑患者年龄较大，臀部创面较大，伴有肺部感染、下肢静脉血栓、低蛋白血症，给予广谱抗感染、消肿、改善循环、营养神经及抗凝药物对症治疗。胸部 X 线提示双下肺肺炎，考虑坠积性肺炎，由于长时间的卧床引起的并发症，积极地进行拍背以促进痰液排出，雾化吸入祛痰的药物。同时进行痰培养检查，选择敏感的抗菌药物，创面细菌培养，抗菌药物联合用药。左侧臀部（近会阴处）创面局部使用银离子水凝胶，用藻酸盐敷料填塞腔隙，臀部（外上方）创面覆盖银离子藻酸盐敷料，无菌敷料包扎固定。

术前检查完善，病情平稳后于全麻下行左臀部血管、神经、肌腱探查 + 坏死组织清创 + 死骨去除术 + 皮肤牵张闭合器闭合术。术中左侧臀部（会阴区）可见一 3.0 cm × 3.0 cm 创口，创口内呈一空腔，深约 14.0 cm，反复用双氧水、无菌生理盐水、稀碘伏冲洗创面后，切开创口，切除会阴区创缘瘢痕组织，可见臀大肌及臀中肌与坐骨分离，并呈一封闭性腔隙，约 14.0 cm × 8.0 cm × 6.0 cm 大小。创面内可见炎性肉芽组织形成，用刮匙彻底刮除创面表面炎性肉芽组织后，可见创面大量渗血，使用外科止血装置彻底止血后，去除创面内坏死脂肪、肌肉及腱性组织，可见坐骨下缘骨质坏死，咬骨钳彻底去除坏死骨质，反复用双氧水、无菌生理盐水、稀碘伏冲洗创面。创面一期闭合张力较大，应用皮肤牵张闭合器牵张创面周缘，使皮肤得到最大限度扩展，放置引流管 2 枚，2 - 0 可吸收线缝合肌肉及皮下组织，7 号丝线缝合皮肤。术毕，术中出血 300 mL，术中输 2 U 悬浮红细胞（图 15 - 5 ~ 图 15 - 10）。

继续给予抗感染、止咳、化痰、平喘等对症治疗，切口定期换药，密切观察患者病情变化情况（图 15 - 11，图 15 - 12）。

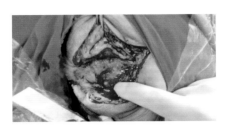

图 15-5 术中完全打开窦道可见创面内可见炎性肉芽组织形成

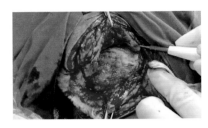

图 15-6 术中完全打开窦道见臀大肌及臀中肌与坐骨分离

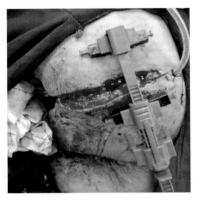

图 15-7 应用闭合器闭合创面

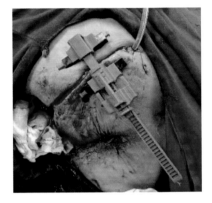

图 15-8 应用闭合器闭合创面

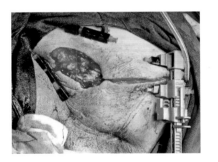

图 15-9 应用闭合器闭合创面

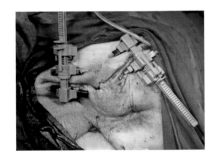

图 15-10 应用闭合器闭合创面

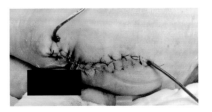

图 15-11 术后 3 天创面换药情况

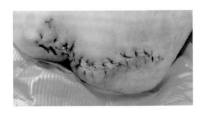

图 15-12 术后 5 天创面换药情况，拔除引流管

笔记

患者术后第6天午间突发憋气，呼吸困难，面色苍白、口唇发绀，持续鼻导管吸氧 2 L/min，心电监护提示血氧 42%、心率117 次/分、血压 177/88 mmHg、呼吸 23 次/分，查看患者大动脉搏动减弱，呼吸减弱，瞳孔散大，立即请示上级主任医师后给予简易呼吸机辅助呼吸，吸痰，吸出少量棕色的食物残渣，考虑误吸；建立静脉通道，电话通知患者家属病情危重，家属表示愿积极抢救，给予气管插管后，由导管内涌出大量糊状食物残渣，间断吸出大量食物残渣后，心电监护示心率 125 次/分、血氧 86%、血压 168/82 mmHg。再次和患者家属交代病情，继续抢救，给予呼吸机辅助呼吸，心电监护示心率波动于 96～102 次/分、血氧 100%、血压157/72 mmHg，再次向患者家属交代病情，签署知情同意书，给予持续呼吸机辅助呼吸，瞳孔等大，对光反射存在，抢救成功。

　　经积极抢救后，持续给予呼吸机辅助呼吸，患者生命体征平稳，心电监护示心率 78 次/分、血氧 100%、血压 132/67 mmHg、呼吸 27 次/分，双肺可闻及湿罗音、哮鸣音，右下肺呼吸音减弱。24 小时后病情平稳，在家属强烈要求下拔除气管插管。后续治疗：①给予禁食水；②给予营养支持、抗感染、止咳、化痰等对症治疗；③向患者及家属交代病情，患者目前病情危重，需行胃管置管术，给予鼻饲营养，同时说明胃管置管风险及其并发症；④切口定期换药；⑤密切观察患者病情变化情况。患者继续治疗 5 天后创面间断拆线，1 周后创面完全愈合出院（图 15 - 13，图 15 - 14）。

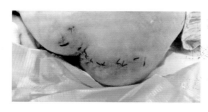

图 15 - 13　术后 11 天，创面间断拆线

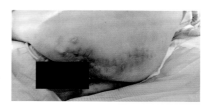

图 15 - 14　术后 13 天创面愈合

笔记

病例分析

1. 压力性损伤患者合并肺炎时处理

压力性损伤是由于局部组织长期受压，发生持续缺血、缺氧、营养不良而致皮肤组织溃烂、坏死。多发生于昏迷、瘫痪或久病卧床患者，与季节、年龄、性别无关。压力性损伤患者因长期卧床多合并坠积性肺炎，因此肺炎的治疗也尤为重要。长时间卧床使得呼吸道分泌物难于咳出，淤积于中小气管，成为细菌的良好培养基，极易诱发肺部感染，即坠积性肺炎。肺部感染对老年人来说是极其危险的，控制不好除了可引起败血症、毒血症、呼吸窘迫外，还可能增加心脏负担，引起肺源性心脏病。

该病例因长期卧床，入院时诊断为坠积性肺炎，给予抗感染（依据痰培养结果选择抗菌药物）治疗，术后因误吸导致吸入性肺炎，突发呼吸衰竭，急性气管插管，呼吸机辅助呼吸治疗，由此可见外科治疗创面的同时，如果科室内存在多学科合作，对于患者预后有很大帮助。

2. 外科科室内建立小型ICU的必要性

目前编者科室内部有专门的内科医师、营养管理师及进行血液净化操作的内科医师，形成了科室内小型ICU，科室内可独立完成呼吸支持技术＋营养支持技术＋持续性徐缓式血液净化技术，若糖尿病足患者或压力性损伤患者突发急重症时，可立即科室内抢救，并进行危重症护理，这样使患者得到最有效的复苏及最及时的生命支持治疗（图15-15）。

笔记

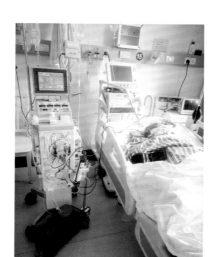

图 15 –15　科室内 ICU，独立完成营养支持 + 呼吸
支持技术 + CRRT 技术

　　基于中国医院现状，重症患者多数进入 ICU 救治，家属对患者
不能进行临终前最后的关怀与看护，每日仅 1 小时探视，给家属带
来极大痛苦，有些家属强烈拒绝进入 ICU，坚持普通科室内治疗，
但同时不放弃治疗，我们科室开展了科室内 CRRT 技术，实现了重
症患者的普通病房床旁治疗。

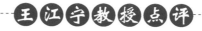

王江宁教授点评

　　　　我们科室主要以慢性创面治疗为主，压力性损伤和糖尿
病足患者有一共性，即患者多数存在低蛋白血症、骨关节感
染（骨髓炎和化脓性关节炎）、菌血症和脓毒血症，继发全身
感染，导致感染性休克，同时患者伴有心功能衰、呼吸衰竭
等多器官功能衰竭，此时需要入 ICU 进行抢救治疗。如果成
立科室内部中心重症监护室，有利于内外科共同参与治疗，
此类患者将能得到很好的救治。

参考文献

1. 王江宁，田耿家，夏照帆，著. 压疮的综合治疗. 北京：人民卫生出版社，2018.

2. DE AZEVEDO MACENA M S, DA COSTA SILVA R S, DIAS FERNANDES MIDC，et al. Pressure ulcer risk evaluation in critical patients：clinical and social characteristics. Open Nurs J，2017，1：91 – 97.

3. ARTMANN C W, SOLOMON J, PALMER J A, et al. Contextual facilitators of and barriers to nursing home pressure ulcer prevention. Adv Skin Wound Care，2016，29（5）：226 – 238.

笔记

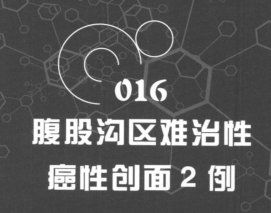

016 腹股沟区难治性癌性创面 2 例

病历摘要

病例 1

患者，男，57 岁。主因右腹股沟鳞癌术后放疗后破溃 5 月余入院。

[现病史] 患者于 2017 年 7 月发现右大腿内侧肿块，花生粒大小，逐渐增大；2018 年 1 月外院行手术切除，2 月因复发再次手术治疗，术后病理提示高分化鳞癌，行放射治疗后局部破溃不愈合，伴恶臭。为求进一步治疗来我院就诊，门诊以"右腹股沟癌性溃疡"收入我科。

[既往史] 高血压病史 10 余年，最高 150/100 mmHg，未规律治疗。

1999年高空坠落致骨盆骨折、右胫骨骨折、胸椎压缩性骨折等全身多发性骨折合并右侧睾丸碎裂，外院行骨折外固定治疗。

[入院检查]

1. 专科查体。右大腿内侧近腹股沟处见一约 6.0 cm × 6.0 cm 大小溃烂创面，深度达筋膜，见大量黄色坏死组织附着，污秽恶臭，触痛明显，创面偏内侧可见一约 1.0 cm × 1.0 cm 大小隆起，质硬，活动度差，创面周围皮肤暗红（图 16-1）。

2. 实验室检查。①创面细菌培养：施氏假单胞菌 + 金黄色葡萄球菌。②血常规：WBC 11.61 × 10⁹/L，中性粒细胞百分比 90.3%，中性粒细胞 10.5 × 10⁹/L。③病房生化：白蛋白 30.2 g/L。④常规病理：炎细胞背景中见高分化细胞。

3. 影像学检查。①胸部 CT：双肺多发小结节，肺大泡，建议随访。②右大腿 MRI：右大腿高分化癌术后放疗后改变，前侧皮缘软组织缺损呈不规则锯齿状改变，临近股动脉，相邻股直肌、髂腰肌、耻骨肌局限肿胀，STIR 呈稍高信号，考虑复发（图 16-2）。

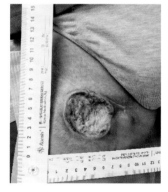

图 16-1 右侧腹股沟区创面

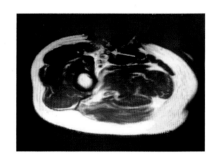

图 16-2 右腿 MRI 示癌性溃疡临近股动静脉

[初步诊断] 腹股沟恶性肿瘤（右），下肢软组织感染（右），慢性

支气管炎，肺大疱，睾丸损伤（右），贫血。

［治疗及转归］患者入院后积极完善各项辅助检查，于 2019 年 4 月 25 日在椎管内麻醉下行髂动脉球囊阻断 + 右腹股沟清创 + 鳞癌根治术，术中球囊阻断右侧髂动脉血供，仔细剥离股动/静脉、股神经，并行局部隔离灌注化疗（图 16 - 3 ~ 图 16 - 6），术后常规创面换药。

　　术后 5 日复查。①创面细菌培养：无细菌生长。②血常规：WBC $5.14 \times 10^9/L$，中性粒细胞百分比 67.3%，中性粒细胞 $3.5 \times 10^9/L$。③病房生化：白蛋白 39 g/L。术后创面愈合良好，术后 2 周拆线（图 16 - 7）。

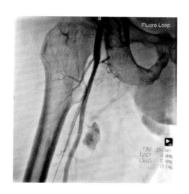

图 16 -3　肿瘤与股动脉位置

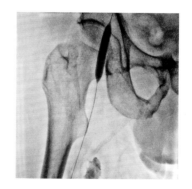

图 16 -4　球囊阻断髂动脉隔离高剂量灌注化疗

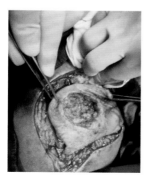

图 16 -5　癌性创面扩大根治切除

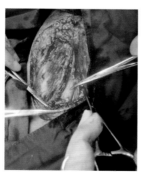

图 16 -6　术中无明显出血

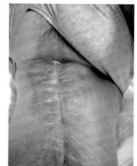

图 16 -7　术后 2 周拆线

117

病例2

患者，男，59岁。主因阴茎癌术后2年，左腹股沟区皮肤破溃不愈伴渗出2月入院。

［现病史］患者2年前确诊阴茎癌并于当地医院手术治疗，3个月前左侧腹股沟无明显诱因可触及一肿块，于当地医院行肿块切开引流活检手术治疗，术后病理示鳞癌。左股沟区切口不愈合，有坏死组织渗出，伴异味，遂来我院就诊，门诊以"转移性癌伴坏死性筋膜炎"收入我科。

［既往史］颈部淋巴结结核病史10年，2017年因阴茎癌于外院行手术治疗。

［入院检查］

1. 专科查体。左腹股沟区可见一约5.0 cm×2.0 cm大小创面，深度达5.0 cm，创面周缘皮肤红肿，创面内软组织颜色发暗，局部灰白，结构不清，挤压可见腐肉样坏死组织渗出，伴恶臭，左侧阴囊壁可见一约2.0 cm×3.0 cm大小硬结，表面可见一约0.5 cm×1.0 cm大小创面，触之疼痛明显（图16-8）。

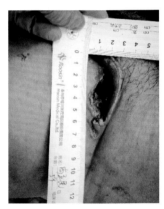

图16-8　腹股沟创面正面观

2. 实验室检查。CRP 32.76 mg/L，PCT 0.07 ng/L，中性粒细胞百分比89.5%。创面坏死组织病理：鳞癌。

3. 影像学检查。PET/CT及盆腔MRI均示尿道海绵体前方小结节，左腹股沟区淋巴结肿大，考虑转移。

［初步诊断］转移性鳞状细胞癌伴坏死性筋膜炎，软组织感染，阴茎恶性肿瘤术后，腹股沟淋巴结继发恶性肿瘤。

笔记

[治疗及转归] 患者入院后完善相关辅助检查，无明显手术禁忌证，2019年1月15日在椎管内麻醉下行肌肉血管神经探查术+皮肤和皮下坏死组织切除清创术+鳞癌根治术，术中介入下行局部隔离大剂量灌注化疗（图16-9~图16-11），术后常规换药。

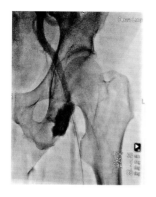
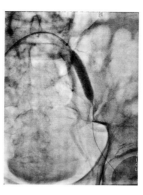
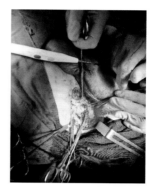

图16-9 术中造影显示肿瘤与血管位置　图16-10 球囊区段髂动脉血流　图16-11 术中行肿瘤溃疡扩大切除

术后2周行实验室检查：CRP 2.78 mg/L，PCT 0.03 ng/L，中性粒细胞百分比65.3%。术后伤口恢复良好（图16-12）。

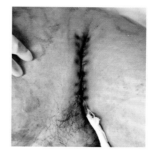

图16-12 术后2周拆卸

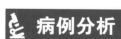 病例分析

肿瘤局部放疗后组织纤维化严重，一旦发生溃烂治疗将非常棘手。对于大面积缺损可以利用皮瓣修复，腹股沟癌性溃疡临近大血管，手术风险大，复发率高，利用介入手术下手术区域上游大血管球囊阻断：①可大大降低手术风险，为手术操作创造条件，避免造成不可挽回的后果；②减少手术过程中出血，节省临床用血；③术中可同时行局部肿瘤血管大剂量隔离灌注化疗，增加化疗药物效果，降低化疗全身不良反应。

1462 – 1466.

2. ERBS G，MULLER F E. Permanent closure of radioulcers of the lower abdomen and groin region by abdominal dermolipectomy with displacement plastic surgery. Z Plast Chir，1981，5（3）：150 – 157.

3. LEARD T，BARRETT C. Successful management of severe unilateral lower extremity lymphedema in an outpatient setting. Phys Ther，2015，95（9）：1295 – 1306.

4. TAN M K H，LUO R，ONIDA S，et al. Venous leg ulcer clinical practice guidelines：what is AGREEd? Eur J Vasc Endovasc Surg，2019，57（1）：121 – 129.

5. SHINJO T，IZAWA Y，WATANABE N，et al. The utility of resuscitative endovascular balloon occlusion of the aorta for temporary hemostasis after extensive bilateral lower extremity injuries：a case report. Radiol Case Rep，2019，14（5）：623 – 626.

017
面部放疗后癌症感染性创面1例

📋 病历摘要

患者，女，26岁。主因右面部肿块放疗后溃烂伴疼痛1月余入院。

[现病史] 患者因右侧上磨牙后区肿块于2010年11月17日行右下凹肿块切除术+右下颌骨方块截骨术，术后病理诊断为中分化黏液表皮样癌。2010年12月22日行右上磨牙后肿块术后放射性粒子植入术，术后出现渐进性张口困难。2017年8月16日于外院行右磨牙后区黏液表皮样癌瘢痕松解+坏死组织清创术。2018年10月右侧肿块复发，再次行局部放疗。自2019年3月起出现右颌面部破溃，溃烂面积及深度逐渐扩大，先后就诊于多家医院，效果不佳，就诊于我院，门诊以"右面部软组织感染"收住我科。患者自发病以来精神、

睡眠、饮食均较差。大小便正常，近半年来体重下降10 kg。

[入院检查]

1. 专科查体。面部不对称，右侧面部放疗后改变，可见一约10.0 cm×10.0 cm大小缺损，深达骨质，下颌骨及额骨骨质破坏严重，内见大量坏死组织附着，污秽恶臭，与口腔相通，触痛明显。口角歪斜，右眼睁眼不能，视力减退，右侧胸锁乳突肌后方有一直径约1.0 cm活动肿大淋巴结（图17-1）。

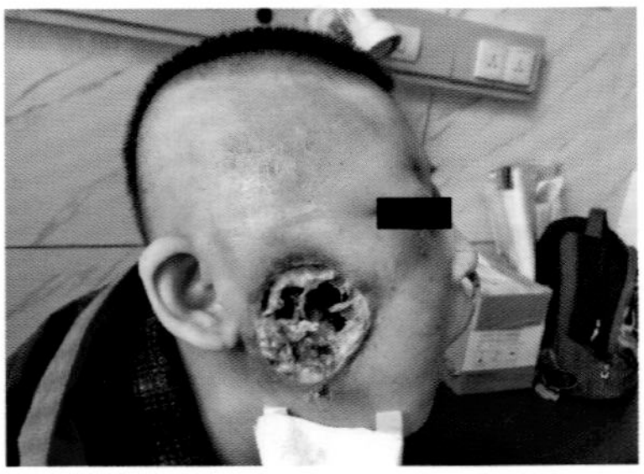

图17-1　患侧面部侧面观

2. 实验室检查。①创面细菌培养：屎肠球菌+铜绿假单胞菌。②白蛋白 29.4 g/L，WBC 11.1 × 10^9/L，中性粒细胞百分比87.7%，中性粒细胞9.7× 10^9/L。③肿瘤标志物（2019年4月15日外院）：细胞角质组分片段21-1为5.82 ng/mL，鳞状上皮细胞癌抗原7.2 ng/mL。

3. 影像学检查。①PET/CT（2018年9月7日外院）：右侧颅底部、右侧肌软组织密度肿块影，代谢增高，考虑恶性占位，右侧颅底骨局部受累。②头部CT（2019年2月15日外院）：右侧牙龈癌术后、术区粒子植入术后，术区不规则强化灶及右侧上颌窦黏膜不均匀强化，考虑肿瘤复发。双侧颈部多发淋巴结，性质待查；右侧上颌骨及蝶骨骨质破坏，考虑肿瘤侵犯。

[初步诊断]　面部鳞状细胞癌伴软组织感染,坏死性筋膜炎,颅底鳞状细胞癌。

[治疗及转归]　患者采用蛆虫生物清创治疗（图17-2），蛆虫生物清创治疗后5天，创面坏死组织彻底清除，患炎症指标明显下降，发热减退，感染控制后于口腔医院行面部缺损修复治疗及肿瘤专科

笔记

治疗（图 17 - 3 ~ 图 17 - 5）。实验室检查：WBC 9.8×10^9/L，中性粒细胞百分比 85.2%，中性粒细胞 8.4×10^9/L。

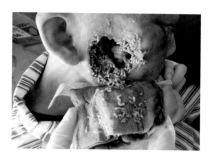

图 17 - 2　蛆虫生物清创治疗

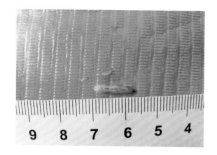

图 17 - 3　治疗前后蛆虫大小对比

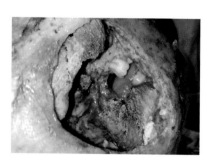

图 17 - 4　蛆虫生物清创后面部创面

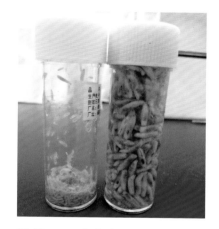

图 17 - 5　治疗前后蛆虫体积比较

病例分析

　　位于面部癌性溃疡较少见，局部放疗后皮肤软组织水肿纤维化，溃疡发生后长期不能自行愈合。溃疡周围较硬，面积较大，边缘不整齐。确诊癌性溃疡的方法是切取小块病变组织进行病理活检。对于面积较大，坏死组织较多的面部深部溃疡，外科手术无法做到彻底清创，又无法进行皮瓣一期修复，蛆虫生物清创是安全有效的治疗方法之一，值得推广。

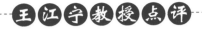

王江宁教授点评

　　面部大面积放疗后感染创面坏死组织界限不清，深部感染创面常伴有口腔、鼻腔及外耳道相通。坏死组织深浅不一，解剖组织难以辨认，全身麻醉插管困难，手术出血容易窒息，外科清创手术又怕损伤重要血管及神经，手术风险高。蛆虫生物清创应用于难治性癌性感染创面临床报道较少，蛆虫生物清创创伤性低、临床效果确切，该病例为难治性癌性感染创面提供了临床依据。

参考文献

1. ROBSON V，COOPER R. Using leptospermum honey to manage wounds impaired by radiotherapy：a case series. Ostomy Wound Manage，2009，55（1）：38 – 47.

2. BORGHI A，GIANESINI S，PEDRIALI M，et al. An apparently untreatable ulcer of the face. Int Wound J，2016，13（5）：1084 – 1086.

3. GUPTA P J. Human myiasis in anal carcinomatous ulcer—a case report. Eur Rev Med Pharmacol Sci，2009，13（6）：473 – 474.

4. 夏效泳，范媛媛，王江宁，等. 蛆虫清创疗法在难愈性感染创面的临床应用. 现代生物医学进展，2014，14（36）：7186 – 7189.

5. 高磊，尹叶锋，王寿宇，等. 纯化蛆虫分泌物抗菌肽对糖尿病大鼠溃疡创面的抗菌作用. 中国组织工程研究，2012，16（24）：4437 – 4440.

018
软组织感染创面 1 例

病历摘要

患者，男。主因：右臀部红肿伴高热 3 天入院。

[现病史] 患者 3 天前无明显诱因出现右臀部红肿，中心区触摸较硬，并伴有体温升高，最高达 39 ℃，就诊于北京某医院行换药治疗，症状无明显改善，为求进一步诊疗来我院，门诊以"软组织感染"收入我科。

[既往史] 高血压病史 10 年，口服药物治疗，血压控制平稳；精神分裂症病史 10 年，口服奥氮平治疗，目前病情平稳。无食物药物过敏史，无手术、输血史，否认其他病史。吸烟史 30 年，最多 60 支/天。

[入院检查]

1. 专科查体。患者右臀部近肛门处皮肤可见一面积约

8.0 cm×8.0 cm 大小的红肿区域，触之较硬，皮温高，红肿中心区域可见 2 处白尖，挤压可有少量脓性分泌物渗出，皮肤感觉及血运正常（图 18 -1）。

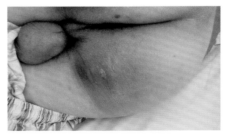

图 18 -1　入院时创面情况

2. 实验室检查。①血常规：WBC 10.76×10⁹/L，中性粒细胞

$9.4 \times 10^9/L$，HGB 96 g/L。②血生化：白蛋白 34.0 g/L。③CRP 113.97 mg/L。④创面细菌培养结果：腐生葡萄球菌，屎肠球菌。

3. 一般检查。血压 130/80 mmHg，体温 39.0 ℃。

4. 影像学检查。盆腔 CT 示右臀部皮下脂肪间隙混浊，可见条索状，皮下水肿明显。

[初步诊断] 臀部软组织感染(右)，高血压 2 级(高危)，精神分裂症。

[治疗及转归] 患者入院后完善相关术前检查，给予抗感染、消肿等对症治疗，入院当天急诊在椎管内麻醉下行右臀部坏死组织清创探查术＋切开引流术，术中行十字切口，可见软组织水肿严重，局部脓栓形成，彻底清除脓栓及局部坏死软组织，创面敞开引流换药，术后体温降至正常，每日换药，1 周后行第 2 次清创＋转位皮瓣手术治疗，术后定期换药，伤口愈合良好（图 18 -2～图 18 -4）。

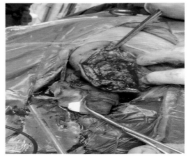

图 18 -2　第 1 次清创手术中

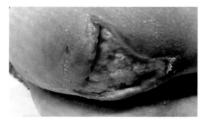

图 18 -3　术后软组织水肿较前明显好转，局部仍水肿

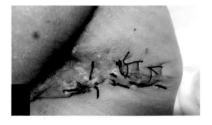

图 18 -4　第 2 次清创＋转位皮瓣术后 1 周

病例分析

皮肤与软组织感染（skin and soft tissue infections，SSTI）涉及皮肤和潜在的皮下组织、筋膜或肌肉的各种病理状况，范围从简单的浅表感染到严重的坏死性感染。成功管理严重 SSTI 患者需要尽早诊断、适当的应用抗菌药物治疗、及时行外科清创或引流术，并在必要时进行复苏。

美国食品和药物管理局（FDA）将 SSTI 分为两大类，即单纯性和复杂性，用于评估新型抗菌药物治疗的临床试验。单纯性 SSTI 包括表面感染，如蜂窝织炎、单纯脓肿、脓疱病及疖，这些需要应用抗菌药物或行手术切开引流脓肿。复杂性 SSTI 包括深部软组织感染，如坏死性感染、感染性溃疡、感染性烧伤及严重脓肿，需要较大型外科手术干预进行引流和清创。

本病例为臀部皮肤及皮下软组织感染，需要外科手术干预，包括除抗菌药物治疗外的坏死组织引流和清创术。

诊断一旦确立，必须立即进行外科清创，应彻底清除坏死皮肤、皮下组织及筋膜，直到出现正常筋膜，敞开伤口。24 小时后通常需要再次检查，以确保初次清创充分。

初始抗菌治疗需覆盖厌氧菌、肠杆菌科细菌、金黄色葡萄球菌及链球菌属。经验性治疗包括 3 个联合方案：①万古霉素 + 头孢吡肟 + 庆大霉素 + 甲硝唑；②万古霉素 + 哌拉西林/他唑巴坦 + 庆大霉素；③万古霉素 + 亚胺培南或美罗培南，不能耐受万古霉素者可使用利奈唑胺或达托霉素。

127

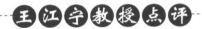

王江宁教授点评

　　臀部软组织感染是临床上常见的急性感染性疾病，以侵袭皮下组织和筋膜形成脓肿的软组织为特征，具有感染发病迅速、波及范围广等特点，多伴有高热、寒战等全身症状，若不及时治疗可导致败血症或脓毒血症而死亡。早期诊断、积极引流、有效抗菌药物的应用是治疗的关键。此患者臀部软组织感染初步形成的脓肿，手术应该尽早进行，无论何种感染，手术都是必然选择。因臀部皮肤厚，疼痛剧烈后形成典型的波动感时，常伴有脓毒血症发生，所以应及时行清创切开引流手术治疗。皮瓣是一种带有血运的组织，成活率高、抗感染能力强、有一定的弹性、填充效果好，通过皮瓣修复术治疗不仅可以修复范围较大的创面，使其恢复至正常组织结构及形态，同时增加局部组织的耐磨性，有效保护肌腱、骨质等重要组织。

参考文献

1. AUIWATTANAKUL S, UNGPINITPONG W, YUTTHAKASEMSUNT S, et al. Prevalence of pressure ulcer and nutritional factors affecting wound closure success in Thailand. Mater Sociomed, 2017, 29 (3): 196 - 200.

2. ZHONG W, AHMAD A, XING M M, et al. Impact of textiles on formation and prevention of skin lesions and bedsores. Cutan Ocul Toxicol, 2008, 27 (1): 21 - 28.

3. LUAN X R, LI W H, LOU F L. Applied analysis of humanized nursing combined with wet healing therapy to prevent bedsore. Eur Rev Med Pharmacol, 2016, 20 (19): 4162 - 4166.

病历摘要

患者，女性，60 岁。主因右足扭伤半年，足底溃疡 1 月余入院。

[现病史] 患者于半年前走路时不慎扭伤右足，当即感右足肿胀、疼痛，到当地某三甲医院就诊，诊断为右足扭伤，给予抗感染、消肿等对症治疗后右足肿胀缓解，长期行走后发现右足逐渐出现畸形；1 个月前于右足底发现一鸡蛋大小水泡，自行破溃伴流血不止，就诊于当地某三甲医院，考虑为夏科氏足，并给予清创、抗感染、创面换药等对症治疗，创面不愈合。为求进一步诊治来我院就诊，门诊以"夏科氏足"收入我科。患病以来，患者神志清，精神、饮食可，大小便正常，体重无减轻。

笔记

［既往史］平素身体一般，高血压6年，自行口服厄贝沙坦片（1片/早），盐酸贝尼地平片（1片/早），血压控制尚可；糖尿病12年余，自行注射胰岛素（诺和灵R注射液早11 IU、午5 IU、晚7 IU；长秀霖，睡前14 IU），血糖控制平稳；冠心病，自行口服硝酸异山梨酯片控制病情；有手术史、药物过敏史（青霉素类）。否认高脂血症及脑卒中病史，否认肝炎、结核病史及其密切接触史，否认外伤史及血制品输注史，无食物过敏史，预防接种按计划进行。

［入院检查］

1. 专科查体。右足肿胀明显，足底隆起，呈"摇椅样"畸形，右足内侧可见一约5.0 cm×5.0 cm质硬肿块，局部无静脉曲张，足底可见3.0 cm×3.0 cm圆形创口，深达骨质，可见分泌物渗出，局部无红肿，趾屈伸活动略受限，末梢血运正常（图19-1）。

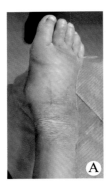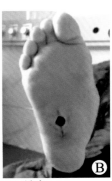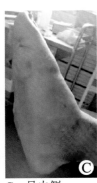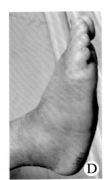

A：足背　　　　B：足底　　　　C：足内侧　　　　D：足外侧

图19-1　患者入院时右足创面情况及外观

2. 常规检查。①生化全项：丙氨酸氨基转移酶7 U/L，天冬氨酸氨基转移酶8 U/L，总胆红素7.5 μmol/L，直接胆红素3.4 μmol/L，间接胆红素4.1 μmol/L，总蛋白68.9 g/L，钠135 mmol/L，氯113 mmol/L，钙2.23 mmol/L，磷1.2 mmol/L，血清铁9.8 μmol/L，血清镁0.86 mmol/L，钾3.75 mmol/L，肌酐54 μmol/L，尿酸

152 μmol/L，血清葡萄糖 13.8 mmol/L，肌酸激酶 26 U/L，乳酸脱氢酶 121 U/L，球蛋白 30.1 g/L，白蛋白 38.7 g/L，碱性磷酸酶 123 U/L，尿素氮 3.58 mmol/L。②血液常规（静脉血）：WBC 10.23 × 10^9/L，中性粒细胞百分比80.6%，PLT 210×10^9/L，HGB 137 g/L。③CRP 10.14 mg/L。④PCT 0.02 ng/mL。

3. 影像学检查。①右足 X 线检查：右足各跖骨与跗骨对位不良，关节间隙显示不清，关节面毛糙，部分骨见破坏及囊变，可疑骨质缺损，周围软组织肿胀；余骨对位可，关节间隙不窄（图 19 - 2）。诊断：右足所见符合糖尿病足表现。

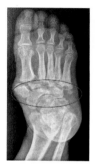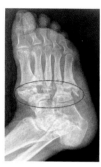

图 19 -2　右足 X 线检查

②足部 CT 检查：双足骨质疏松，右足见多发骨质破坏及囊变，双足软组织肿胀，右足软组织内可见气体（图 19 - 3）。诊断：双足符合糖尿病足改变，右足为著。

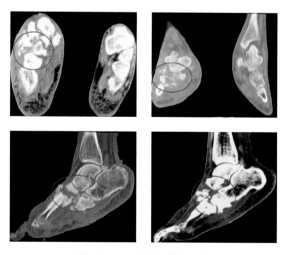

图 19 -3　足部 CT 检查

③双下肢 CTA 检查：腹主动脉下段管壁弥漫不均匀增厚并可

见多发点状钙化斑块，管腔不均匀狭窄约10%～20%。双髂动脉管壁弥漫不均匀增厚，管腔不均匀狭窄约10%～30%，左髂动脉为著。右股动脉下段管壁不均匀环形增厚，管腔不均匀狭窄约10%～30%。左侧股动脉、双腘动脉、双胫前动脉、胫后动脉未见明确异常改变（图19-4）。诊断：腹主动脉、双髂动脉、右股动脉轻度粥样硬化。

④下肢静脉超声：检查范围内血管未见明显异常。

⑤下肢动脉超声：双下肢动脉广泛硬化。

⑥心脏超声：心脏各腔径正常范围，主动脉、肺动脉不宽。各瓣膜结构、运动未见明显异常。

⑦足部MRI检查：右足软组织弥漫显著肿胀，足底部可见软组织缺损；多个跗骨正常形态及信号失常，关节对位紊乱；诸跖骨基底部骨皮质毛糙并呈现片状长T1异常信号，诸趾骨形态尚可，骨质信号未见明显异常。跟骨、距骨关节面下见小斑片状、小圆形异常信号。右踝关节及跗骨间隙见液性异常信号。余未见明显异常信号（图19-5）。诊断：符合右足糖尿病足伴夏科氏关节形成，多个跗骨骨质破坏，右足底部软组织局部缺如。

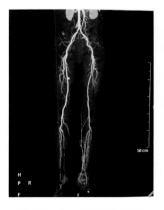 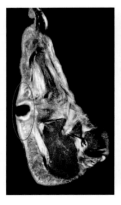 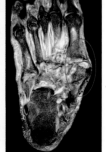

图19-4 双下肢CTA　　　　图19-5 足部MRI

[初步诊断] 2 型糖尿病性足溃疡和周围血管病，2 型糖尿病性足溃疡和周围神经病，骰、楔、跗骨骨髓炎（右），2 型糖尿病足，2 型糖尿病，高血压3 级（极高危），冠状动脉粥样硬化性心脏病，高脂血症，贫血，低蛋白血症，心包积液，肾病综合征。

[治疗及转归] 患者入院后给予创面换药，行抗感染、消肿、改善循环、营养神经及抗凝药物等对症治疗。使用覆盖葡萄球菌和链球菌的抗菌药物。术前准备完善后，在椎管麻醉下行右足血管、神经、肌腱探查 + 坏死组织清创 + 死骨去除术，术后在胰岛素控制血糖前提下继续应用抗感染、消肿、改善循环、营养神经及抗凝药物对症治疗，术后创面给予银离子凝胶敷料换药治疗（图 19 - 6，图 19 - 7）。

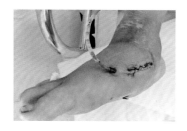
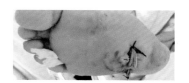

图 19 - 6　入院后手术治疗　　　　　图 19 - 7　术后创面

术后第 1 天复查血液常规及相关感染指标。①生化全项：丙氨酸氨基转移酶 12 U/L，天冬氨酸氨基转移酶 15 U/L，总胆红素 9.6 μmol/L，直接胆红素 3.2 μmol/L，间接胆红素 6.4 μmol/L，总蛋白 69.7 g/L，钠 136 mmol/L，氯 109 mmol/L，钙 2.18 mmol/L，磷 1.12 mmol/L，血清铁 8.5 μmol/L，血清镁 0.86 mmol/L，钾 3.98 mmol/L，肌酐 38 μmol/L，尿酸 110 μmol/L，血清葡萄糖 10.55 mmol/L，肌酸激酶 32 U/L，乳酸脱氢酶 144 U/L，球蛋白 32.1 g/L，白蛋白 37.6 g/L，碱性磷酸酶 98 U/L，尿素氮 3.45 mmol/L。②血液常规（静脉血）：WBC 6.25 × 10^9/L，中性粒细胞百分比 70.4%，

PLT 352×10^9/L，HGB 127 g/L。③CRP 5.13 mg/L。④PCT 0.02 ng/mL。

术后 2 周创面愈合患者出院，出院 1 个月后复查（图 19 - 8）。

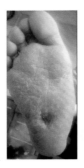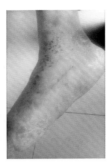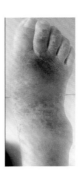

图 19 - 8　出院 1 个月后创面

病例分析

1. 夏科氏足的手术治疗

夏科氏足是周围神经病变的一种特殊表现，自主神经病变导致足部高血流量，使骨的重吸收增加。由于涉及躯体外周多神经病变导致保护感觉的丧失，因此未能察觉急性或慢性轻微创伤的发生风险增加。

夏科氏足的外科手术治疗包括坏死组织及坏死骨清创，感染病灶的彻底清除，内固定骨融合，外固定骨融合等。内固定的使用仅限于没有感染证据的患者。骨感染患者需要分阶段手术，第 1 阶段根除感染，第 2 阶段通过内固定矫正畸形。两阶段治疗通常需要较长时间，达到根除感染和最终纠正畸形的目的。采用伊利扎罗夫外固定的理念可以在一次手术中完成感染切除和畸形矫正。骨质疏松症是采用传统的内固定方法治疗的局限所在，机械并发症发生率高。由于糖尿病合并多种疾病，这些患者在接受植入异物时，并发症的风险更高。

2. 糖尿病足骨髓炎的抗菌药物使用

不需要紧急手术的患者可以采用两步法治疗软组织和骨的混合感染：对软组织感染选定抗菌药物治疗（必要时经验用药，再结合细菌培养结果用药），然后进行抗菌药物治疗≥2周，之后进行骨活检（只有在显示骨髓炎的情况下才进一步治疗）。

许多抗菌药物已经显示出治疗糖尿病足骨髓炎的功效，包括克林霉素，各种β-内酰胺、β-内酰胺酶抑制剂（如氨苄西林/舒巴坦）和氟喹诺酮。当为糖尿病足骨髓炎患者开具抗菌药物治疗时，临床医师必须考虑以下几个问题：①抗菌药物在骨骼中的渗透是可变的，但大多数类别可以在受感染的骨骼中达到足够的水平。我们建议在推荐剂量范围内给予较高端抗菌药物，通常用药总持续时间显著长于软组织感染。②利福平（或利福霉素）可能对生物膜相关的葡萄球菌（通常是金黄色葡萄球菌）感染特别有效，必须小心使用（特别是服用多种药物或有结核病风险的患者），尤其是与致病病原体敏感的另一种药物（如氟喹诺酮）联合使用更应慎用。③对于复杂骨和关节感染（包括糖尿病足骨髓炎）的口服抗菌药物治疗与静脉治疗同样有效，且更安全更便宜。

3. 夏科氏足创面闭合后的矫形支具设计

对于夏科氏足患者，创面愈合后穿戴的鞋子需达到以下几种功能：①减少过分受压面积，如在足底骨突部位的距骨头区域及足部胼胝体；②减轻受压面积，使压力平均分布能够减少溃疡的发生率及复发率；③减轻在垂直方向的压力或震荡，这对足部骨突部位或骨结构异常的患者非常重要；④减轻剪切力，剪切力是足在鞋子内在前后运动时所生成的力，减轻剪切力可以减少胼胝体形成；⑤使用的鞋子应很好地与足部畸形相适应；⑥很多足部畸形都需要进行稳定与支持，这样可以减轻疼痛，并防止足部结构进一步塌陷。

4. 结论

夏科氏足关节病的外科治疗历来局限于感染创面的清创、调节畸形矫正和不可重建的足部截肢。夏科氏足由于其病理生理学机制可能发展为进行性畸形，进展为软组织损伤或骨髓炎。外科医师应具有重建功能足的思维进行保肢治疗，同时结合生物力学角度的支具设计为患者预后提供保障。

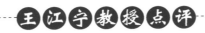

王江宁教授点评

由于夏科氏足主要因糖尿病性周围神经病变引起，患者下肢不存在血管缺血病变，因此治疗创面的主要方法是要保证患足得到良好的休息和合理的固定，最好是患足零负重。普遍使用石膏（完全接触石膏）、夹板、矫形器、外固定架等。在最初的急性期，可以通过使用轮椅，拐杖或其他辅助方法达到零负重。

在不能通过应用石膏固定或鞋来治疗的糖尿病足患者中，足重建外科手术被认为扮演越来越重要的角色。从临床的角度来看，似乎夏科氏关节病的足踝的确需要手术融合从而保持一致性和稳定性。最常见的手术是足底外生骨疣切除术，通常联合跟腱延长、腓肠肌减弱术，从而在踝部增加背屈的力量，避免足底负重，从而创面愈合。对于存在足底畸形而形成的慢性创面，可以应用外固定架进行制动的同时行截骨联合畸形矫正术，使足部畸形得到矫正，从而避免足底创面复发。

笔记

参考文献

1. RASPOVIC K R, WUKICH D K. Self-reported quality of life in patients with diabetes：a comparison of patients with and with-out Charcot neuroarthropathy. Foot Ankle Int, 2014, 35（3）：195－200.

2. HASTINGS M K, JOHNSON J E, STRUBE M J, et al. Progression of foot deformity in Charcot neuropathic osteoarthropathy. J BoneJointSurg, 2013, 95（13）：1206－1213.

3. ROGERS L C, FRYKBERG R G, ARMSTRONG D G, et al. The diabetic Charcot foot syndrome：a report of the joint task force on the Charcot foot by the American diabetes association and the American podiatric medical association. Diabetes Care, 2011, 34：2123－2129.

4. MICHAEL S. PINZUR, Surgical treatment of the Charcot foot. Diabetes Metab Res Rev 2016, 32（Suppl 1）：287－291.

笔记

020 腰交感神经节射频毁损术治疗糖尿病性周围神经痛 1 例

病历摘要

患者，女，49 岁。主因左下肢麻木、发凉伴疼痛 9 个月入院。

[现病史] 患者入院前 9 个月无明显诱因出现左下肢疼痛，伴发凉、麻木，口服止痛药物及改善循环药物后未见缓解。

[既往史] 糖尿病病史 3 年，规律皮下注射胰岛素治疗，空腹血糖控制于 8.2 mmol/L 左右，餐后 2 小时控制于 10.3 mmol/L 左右。半年前因情绪紧张易激动就诊于当地医院，诊断为抑郁症，口服文拉法辛治疗。

[入院检查]

1. 专科查体。左膝下及小腿皮温明显降低（32.85 ℃），足部对疼痛刺激敏感，VAS 评分 9 分，足背及胫后动脉搏动未触及，踝关节及各足趾活动欠佳。

2. 实验室检查。①血常规：WBC $6.6 \times 10^9/L$，中性粒细胞百分比 59.3%，HGB 123 g/L；②血生化：白蛋白 39.9 g/L，血清葡萄糖（空腹）9.9 mmol/L，糖化血红蛋白 8.5%。

3. 影像学检查。血管彩超结果提示左下肢股动脉中下段狭窄，下肢动脉造影所示双侧髂内、左侧股深动脉及左侧腘动脉以远管腔闭塞（图 20 - 1）。

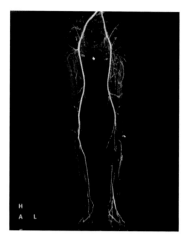

图 20 - 1　术前下肢 CTA 检查

[治疗及转归] 患者入院后给予止痛、控制血糖、营养神经、改善微循环等治疗，后在局麻下行左侧 L2、L3 腰交感神经节毁损术，分别在 C 型臂引导下，经皮使用 21 G，150 mm 穿刺针进行穿刺，碘海醇造影确定穿刺位置准确后，行 80 ℃ 射频毁损（图 20 - 2）。3 分钟后患者自述疼痛明显好转，患足感觉发热，皮色红，后注射 5 mL 无水乙醇进行毁损，术后患者无明显不适。

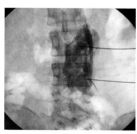
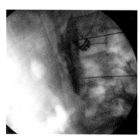
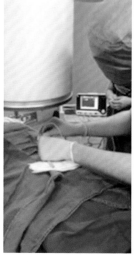

图 20 - 2　术中碘海醇造影满意后进行射频热毁损

出院时专科查体：患足皮肤温度升高至 36.79 ℃（图 20 - 3，图 20 - 4），疼痛感明显减轻，VAS 评分 3 分，同时足底麻凉症状好转。血常规：WBC 5.6×10^9/L，中性粒细胞百分比 42.3%，HGB 125 g/L；血生化：白蛋白 41.9 g/L，血清葡萄糖（空腹）8.9 mmol/L。

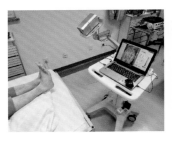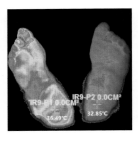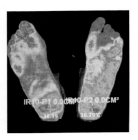

图 20 - 3　术前、术后后应用红外热成像给予足部皮温检查

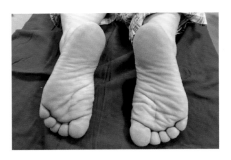

图 20 - 4　术后左足底皮肤颜色明显较对侧红润

病例分析

1. 糖尿病性周围神经痛

　　糖尿病足是糖尿病的并发症之一，糖尿病患者每年新发生足部病变率为 3%~7%。糖尿病足是由糖尿病神经和血管病变共同作用引起的，其发病与微血管病变、血糖控制不良、感染等关系密切。糖尿病足神经痛是一种糖尿病慢性并发症，是糖尿病患者致残、致死的重要原因之一，主要是因为糖尿病患者的微血管病变，长期的高血糖状态使患者足部微血管狭窄、闭塞，神经细胞膜的代谢出现

笔记

失调而发生变性坏死。糖尿病足神经痛起病时症状隐匿，容易被患者忽视，早期多表现为感觉障碍，呈对称性疼痛与感觉异常，足神经痛为刺痛、灼痛等，严重时出现失眠、抑郁等症状，感觉多为麻木、蚁走、发热等异常症状，糖尿病足神经痛不仅影响患者的工作和生活能力，而且给家庭造成了巨大的经济负担。因此，及时发现、及时治疗糖尿病足神经痛并控制血糖是缓解患者疼痛和提高生活质量的关键。

2. 腰交感神经节毁损术

腰交感神经毁损术被越来越多的应用于多种下肢疼痛性疾病的治疗，其适应证包括神经病理性疼痛、血管痉挛性疼痛、慢性运动疾病引起的腰腿痛及不明原因的关节和肌肉痛等。腰交感神经毁损后，血管扩张、微循环改善，阻断痛觉信号的传导，加快致痛物质的清除，进而起到治疗下肢疼痛性疾病的作用。由于腰交感神经的解剖位置，临床常选择 L2 交感神经进行毁损。腰交感神经毁损的方法包括手术切除、化学性腰交感神经毁损和物理毁损法。目前最常用的方法是化学性腰交感神经毁损。

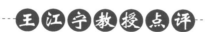
王江宁教授点评

腰交感神经损毁术治疗糖尿病足安全、可靠。其通过神经的阻断使下肢末梢血管扩张、血流增加，改善局部微循环，促进侧支循环的建立，同时阻滞感觉神经，防止疼痛刺激诱发的小血管痉挛，并能提高局部组织的抗感染作用。对于重度糖尿病性周围神经痛且止疼药物治疗无效的患者，此种方法效果肯定，安全有效。

笔记

参考文献

1. ABRAMOV. Ronnen lumbar sympathetic treatment in themanagement of lower limb pain. Curr Pain Headache Rep, 2014, 18 (4): 403.

2. 姚秀高, 周永高, 陈建龙, 等. 腰交感神经毁损治疗下肢交感神经维持性疼痛的临床研究. 中国疼痛医学杂志, 2014, 20 (6): 434 − 436.

3. REDMAN D R, ROBINSON P N, Al-KUTOUBI M A. Computerised tomography guided lumbar sympahectomy. Anaesthesia, 1986, 41 (1): 39 − 41.

4. CHENG J, DAFTARI A, ZHOU L. Sympathectic blocks providedsustained pain relief in a patient with refractory painful diabeticneuropathy. Case Rep Anesthesiol, 2012, 2012: 1 − 5.

笔记

021
2 型糖尿病合并复杂性
化脓性汗腺炎 1 例

病历摘要

患者，男，37 岁。主因右臀部破溃流脓、窦道形成 2 年余入院。

[现病史] 患者 2 年前无明显诱因出现右臀部局部破溃，化脓渗液，局部肿胀疼痛，间断就诊于当地附近医院，行局部换药处理，创面始终不愈合，为求进一步治疗来我院就诊，门诊以"软组织感染"收入院。

[既往史] 2 型糖尿病 10 余年，不规律口服二甲双胍、拜糖平治疗，血糖控制一般。否认高血压、高脂血症、冠心病、脑卒中病史，否认肝炎、结核病史及其密切接触史，否认手术史、外伤史、血制品输注史，否认药物及食物过敏史，预防接种按计划进行。

[入院检查]

1. 专科查体。右臀部可见范围约 15.0 cm 的皮肤肿胀，局部皮温高，可见多处窦道瘢痕，局部窦道内可见脓性渗出，触压疼痛，软组织发硬（图 21-1）。

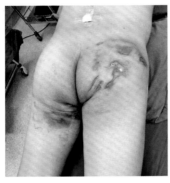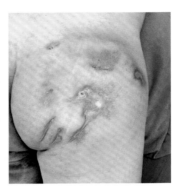

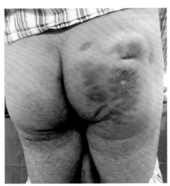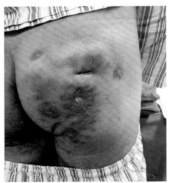

图 21-1　入院时右臀部表现

2. 实验室检查。①血常规：WBC $10.88 \times 10^9/L$，中性粒细胞百分比 81.9%，HGB 138 g/L。②血生化：白蛋白 40.6 g/L，血清葡萄糖（空腹）10.02 mmol/L，糖化血红蛋白 10.1%。③CRP 11.24 mg/L。④ESR 51 mm/hr。⑤创面深部细菌培养结果：表皮葡萄球菌。

3. 影像学检查。臀部 MRI：右侧臀部皮下软组织内异常信号，结合病史，考虑感染性病变并局部窦道形成可能；盆腔及双侧腹股沟区多发淋巴结（图 21-2，图 21-3）。

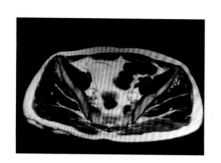

图 21 -2

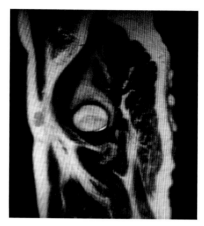

图 21 -3

[治疗及转归] 患者入院后给予抗感染、改善循环、营养神经、消肿、控制血糖、纠正低蛋白血症、营养支持等对症支持治疗，排除手术禁忌后在椎管内麻醉下行右臀部切开窦道切除＋血管神经肌腱探查术＋组织瓣转移术，术后定期换药（图 21 -4）。

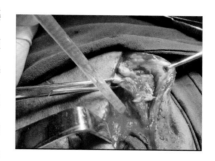

图 21 -4　术中

右臀部创面愈合良好，干燥无渗液。出院时化验结果：WBC 4.55×10^9/L，中性粒细胞百分比 56%，HGB 132 g/L，白蛋白 39.5 g/L，血清葡萄糖（空腹）6.35 mmol/L，糖化血红蛋白 7.2%，CRP 7.43 mg/L，ESR 15 mm/hr（图 21 -5）。

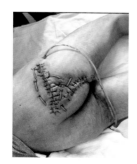
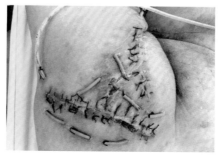

图 21 -5　术后右臀部创面愈合良好

病例分析

化脓性大汗腺炎（hidradenitis suppurativ，HS）是一种慢性、复发性、炎症性皮肤病变，多发于大汗腺丰富的区域，如腋窝、腹股沟（大腿内侧、耻骨区、阴囊、阴唇）、臀部、会阴部和肛周，其他少见的发病部位有背部、项部、耳后等。其发病率约为1%，常在青春期后隐匿起病并迁延不愈。晚期病变在经过反复化脓感染后形成广泛复杂的脓肿和窦道，皮肤增厚变硬，有恶变可能，需手术广泛切除。HS病因尚不完全明确，既往大多认为是由大汗腺阻塞后继发细菌感染所致，但最新研究发现其发病主要与毛囊皮脂腺单位淋巴细胞浸润和角化过度有关。此外，吸烟、肥胖及湿热的生活环境都是HS发病的高危因素。HS临床特征为反复形成的脓肿，最初为单个坚硬有触痛的结节，反复破溃后融合成片、继而形成复杂如迷宫状的窦道，以及不规则的瘢痕增生和/或挛缩，严重影响患者的心理、生理、社交和生活质量。由于慢性炎症反复刺激，长期不愈的HS有恶变的可能，据Jackman报道125例肛周化脓性汗腺炎中有4例恶变为鳞癌，发生率为3.2%。

HS的诊断主要依靠病史和临床表现。一般来说，诊断要满足以下2个标准之一：①疾病活动期时，在特定部位（腋下、腹股沟等）有1个或多个原发病灶，以及既往自青春期后特定部位出现过3次及以上疼痛或流脓的结节；②疾病静止期时，无原发病灶，但既往自青春期后特定部位曾出现过5次或以上疼痛或流脓的结节。HS的临床分期对诊断和治疗有重要意义。Hurley根据病损的范围和有无瘢痕、窦道，把本病分为3期：Ⅰ期，1个或多个脓肿，无窦道或瘢痕；Ⅱ期，1个或多个相互分离的反复发作的脓肿，伴窦道形成；Ⅲ期，广泛的相互连接的窦道和脓肿伴瘢痕形成。

　　HS 常见的治疗方法有局部治疗、口服抗菌药物、免疫抑制剂、激光、手术及中药等。对于Ⅰ期、Ⅱ期患者可采用局部治疗、口服抗菌药物、激光、小病灶切除等；而对于Ⅲ期患者，这些方法通常是无效的，手术切除全部受累区域才是唯一能够治愈的选择。手术治疗 HS 的方法有很多种，需要根据病情的不同选择不同的方法，如急性期或慢性期、受累部位和范围及患者的一般情况等。Ⅰ期、Ⅱ期小范围的病灶可以局部切除缝合；Ⅲ期病变急性感染时可行切开引流等小手术缓解症状，待感染控制后，需手术切除全部病灶，为降低术后复发的可能，切除范围应尽可能广泛。Parks 等建议切除的范围需要尽可能包括所有受累的腺体及所有有毛发的皮肤，深度应达到深筋膜。术前向窦道内注入亚甲蓝标记病变范围，有助于彻底切除病灶。

　　病灶切除后创面的修复也是至关重要的，与术后的住院时间，外形和功能恢复密切相关。修复的方法有很多种，如延期愈合、直接缝合、游离植皮及皮瓣或肌皮瓣的修复。国外有不少延期愈合的病例报道，虽然需要的时间比较长，但一些学者认为延期愈合并发症少，且新生的肉芽组织中无汗腺成分，可以降低复发风险。但是，对于易于形成瘢痕的亚洲人，这一方法可能形成严重的瘢痕增生或挛缩，给患者带来严重的功能障碍，因此并不合适。直接缝合只适用于小创面的修复。对于Ⅲ期患者，术后直接缝合是 HS 高复发率的一个重要因素，因为能直接缝合的创面所切除的病灶范围通常是不够的。

　　游离皮片及皮瓣移植是修复 HS 病灶切除后创面的两个常用方法。两者各有利弊，采用什么方法取决于患者的状况、病灶的部位及大小等因素。游离植皮操作简单，适用于各种大小的创面。

Kagan 认为游离植皮是 HS 术后的首选修复方法，因其对创面大小没有任何要求，可以切除全部病灶及其周围发红的皮肤，更加彻底，因此复发的可能性更低。但是，HS 属感染创面，清创后移植的皮片通常较薄，术后不仅外形不美观，更有可能出现严重的皮片挛缩和（或）瘢痕增生，严重影响患者的生活质量。而且，皮片抗感染能力差，在清创不彻底的情况下会影响其存活，术后往往因残留小创面需要较长时间的换药，甚至再次手术，可延长住院时间。皮瓣有着良好的血供，抗感染能力较皮片强，不易挛缩，修复后外形和功能恢复都远较皮片为好。笔者认为只要病灶的大小和部位允许，都应尽量采用皮瓣修复。常见的 HS 好发部位都有不少皮瓣可供选择。如腋窝创面的修复可采用局部皮瓣、V－Y 推进皮瓣、肩胛皮瓣及胸背动脉穿支皮瓣等；腹股沟、会阴部创面可采用股前外侧皮瓣或大腿内侧皮瓣等；臀部及肛周创面可用局部皮瓣、臀上、臀下或股深动脉的穿支皮瓣。除了皮瓣外，肌皮瓣也因其血运丰富，有很强的抗感染能力而被很多学者推崇，如背阔肌肌皮瓣修复腋下创面，腹直肌肌皮瓣修复腹股沟创面、臀大肌肌皮瓣修复臀部创面等。Tanaka 对比了肌皮瓣和皮片两种修复方法后发现两者的复发率并没有明显区别，但由于肌皮瓣有着丰富的血运，对于术后复发的病灶，采用肌皮瓣修复后的病灶通过口服抗菌药物即可治愈，而采用皮片移植后的复发病灶却不易控制，甚至还会侵蚀已成活的皮片。

在 HS 好发部位中，腋窝是对外形和功能修复要求最高的。直接植皮者局部凹陷明显，可出现色素沉着、皮片挛缩、瘢痕增生，无论是外形还是功能均不能与皮瓣/肌皮瓣相比。源于侧胸和背部的皮瓣是修复腋窝创面的两种常见的选择。侧胸皮瓣尽管质地与腋窝相似，但无论采用异位还是推进皮瓣都会在腋顶部对上臂产生不同程度的牵拉。而源于背部的各种皮瓣（肩胛皮瓣、背阔肌肌皮瓣、胸背动脉穿支皮瓣），虽不会对上臂产生牵拉，但修复后腋窝往往比较臃肿，也会影响术后的外形和功能，尤其是一些肥胖的患者。为解决这一问题，采用了背阔肌肌瓣联合游离植皮的方法，其优点如下：①背阔肌血运丰富，对于可能残留的感染可起到生物清除的作用；②背阔肌面积大，可修复大面积缺损，供区可直接缝合无须植皮；③肌肉柔软又有一定的厚度，修复腋窝 HS 切除后的创面，既不会使腋窝过度凹陷又不会使其过度臃肿，外形美观；④在肌瓣上可采用厚、中厚皮片移植，降低了术后皮片收缩的可能，加以术后功能锻炼，患者肩关节活动并无明显障碍。

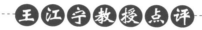

王江宁教授点评

　　HS 是一种慢性感染性皮肤病变，手术彻底切除病变的皮肤及皮下组织是治疗进展期 HS 的唯一方法。在条件允许的情况下，病灶切除后首选皮瓣或肌皮瓣修复，尤其对于外露或功能部位的创面。背阔肌肌瓣联合游离植皮术后外形、功能的恢复均令人满意，是修复腋窝 HS 术后创面的一种较好的方法。

参考文献

1. JEMEC G B. Clinical practice. Hidradenitis Suppurativa. N Engl J Med, 2012, 366 (2)：158 - 164.

2. REVUZ J E, CANOUI-POITRINE F, WOLKENSTEIN P, et al. Prevalence and factors associated with hidradenitis suppurativa：results from two case-control studies. J Am Acad Dermatol, 2008, 59 (4)：596 - 601.

3. 赵义瑞, 辛素文. 治疗大汗腺炎 32 例临床小结. 中国肛肠病杂志, 2001, 21 (5)：43.

4. NAZARY M, VAN DER ZEE H H, PRENS E P, et al. Pathogenesis and pharmacotherapy of Hidradenitis suppurativa. Eur J Pharmacol, 2011, 672（1 – 3）：1 – 8.

5. YAZDANYAR S, JEMEC G B. Hidradenitis suppurativa：a review of cause and treatment. Curr Opin Infect Dis, 2011, 24（2）：118 – 123.

6. POLI F, WOLKENSTEIN P, REVUZ J. Back and face involvement in hidradenitis suppurativa. Dermatology, 2010, 221（2）：137 – 141.

7. SYED Z U, HAMZAVI I H. Atypical hidradenitis suppurativa involving the posterior neck and occiput. Arch Dermatol, 2011, 147（11）：1343 – 1344.

8. LOSANOFF J E, SOCHAKI P, KHOURY N, et al. Squamous cell carcinoma complicating chronic suppurative hydradenitis. Am Surg, 2011, 77（11）：1449 – 1453.

9. RAMBHATLA P V, LIM H W, HAMZAVI L. A systematic review of treatments for hidradenitis suppurativa. Arch Dermatol, 2012, 148（4）：439 – 446.

10. 洪子夫，李国栋，寇玉明，等. 中西医结合方法治疗肛周化脓性汗腺炎6例. 中国中西医结合外科杂志, 2012, 18（5）：521 – 522.

11. UNAL C, YIRMIBESOGLU O A, OZDEMIR J, et al. Superior and inferior gluteal artery perforator flaps in reconstruction of gluteal and perianal/perineal hidradenitis suppurativa lesions. Microsurgery, 2011, 31（7）：539 – 544.

022
重度感染合并骨髓炎 1 例

病历摘要

患者，男，50 岁。主因左臀部皮肤反复破溃、流脓 8 年，高热 10 天入院。

[现病史] 患者于 2003 年因外伤于当地医院诊断为胸椎骨折并行胸椎手术治疗，术后脐下感觉运动基本消失，处于瘫痪状态，2 年后行取钉术。患者长期卧床导致左臀皮肤出现溃疡伴少量液体渗出，自行换药处理但效果不佳，创面逐渐变深、渗液增多。10 天前开始出现高热，最高 39.6 ℃，当地医院予以头孢类药物治疗，体温有所下降。患者为求进一步治疗来我院就诊，门诊以"左臀部软组织感染"收入院。

[既往史] 高血压 10 余年，口服尼群地平片、卡托普利治疗，血压

控制在 140/80 mmHg。否认糖尿病、高脂血症、冠心病及脑卒中病史，否认肝炎、结核病史及其密切接触史，否认其他外伤史及血制品输注史，否认药物及食物过敏史。预防接种按计划进行。

[入院检查]

1. 专科查体。体温 41 ℃，脉搏 109 次/分，血压 80/50 mmHg，呼吸 23 次/分；左臀部有一约 3.0 cm × 3.0 cm × 4.0 cm 大小椭圆形创面，颜色发白，内有少量脓性渗出，皮温较高，血运可（图 22-1）；左髋部一约 3.0 cm × 4.0 cm 大小椭

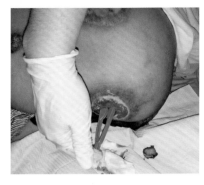

图 22-1 患者入院时左臀部

圆形皮肤缺损创面，呈粉红色，皮温正常，血运可。

2. 常规检查。WBC 15.07×10^9/L，中性粒细胞百分比 84%，PCT 51.03 ng/mL，CRP 229.31 mg/L，肌红蛋白 165.8 ng/mL，肌钙蛋白 0.11 ng/mL。

3. 影像学检查。盆腔 CT：左侧坐骨支骨髓炎并软组织感染（图 22-2）。

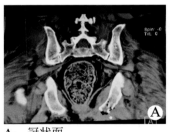 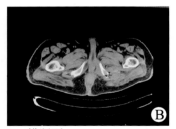

A：冠状面   B：横断面

图 22-2 CT 示左侧坐骨支骨质破坏

[初步诊断] 左臀部软组织感染，胸部脊髓损伤，不完全性瘫痪，高血压 2 级（很高危）。

[治疗及转归] 患者入院后给予抗感染、消肿、改善循环、抗凝药物等对症治疗。应用抗菌药物后第4天体温下降至38℃，第5天在局麻联合静脉强化麻醉下行左臀部坏死组织、坏死骨去除术。放置18号贝诺斯引流管，术后创面定期换药，伤口愈合良好（图22-3，图22-4）。术后第9天拔除引流管（图22-5，图22-6），复查炎性指标：CRP 50.3 mg/L，WBC 8.05×10^9/L，中性粒细胞百分比72.6%，PCT 0.33 ng/mL。

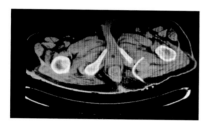

图22-3　术后复查盆腔 CT

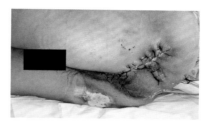

图22-4　术后创面

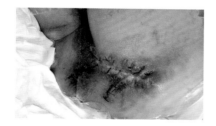

图22-5　术后伤口拔除引流管

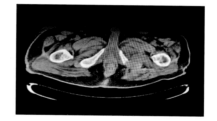

图22-6　拔管后骨盆 CT

病例分析

软组织感染常见于长期卧床患者，可出现多处破溃，经久不愈形成坏死，渗液。创面内可深达骨质，甚至穿透直肠等脏器。感染较重者，可出现高热、感染性休克，需进行细菌培养，采取合适的抗菌药物治疗。该病例患者以软组织感染收入院，根据创面情况对症应用抗菌药物后，炎性指标有所下降，体温有所下降，完善相

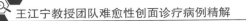

关检查后，明确骨髓炎诊断，一期行手术彻底清创，清除坏死组织，闭合创面，患者炎性指标逐渐降至正常，体温也随之恢复正常。

对于软组织感染患者，在对症换药的同时，还须行药敏培养，进行抗感染治疗，一定要完善 CT 或 MRI 明确创面的范围及深度，明确是否有骨髓炎，如此才能在手术中彻底清除坏死组织。

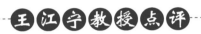

　　　　臀部软组织感染为长期卧床患者常见的并发症，由于早期未进行良好的干预，伤口逐渐加深，可深达骨面，导致骨髓炎的发生。如果只根据创面情况，很难发现骨质的破坏，贸然清创而未彻底去除坏死骨质易导致创面再次渗液破溃、患者再次入院治疗的情况出现。为避免这种情况，应尽快完善 MRI 或 CT 检查，明确骨质情况及破坏面积，一次性彻底清创，引流管放置在创腔深处，保证创面的一次性闭合。当然，患者基础情况也非常重要，高热、创面外露时间较长的患者，本身就是一种消耗性疾病，需要相应补充营养及能量，如白蛋白等。在治疗之外，体位的摆放，定期翻身也是创面愈合的关键。

参考文献

1. 郝擎宇，葛乃航，宋德恒. 慢性创面感染患者细菌学调查及耐药性分析. 中国现代医药杂志，2018，20（11）：7－10.

2. 杨艳荣，梁敏，赵丽婷，等. 不同类型创面病原菌定植和感染情况分析. 医学动物防制，2019，35（1）：98－100.

笔记

3. 王国旗，唐佩福. 慢性创面的治疗进展. 解放军医学院学报，2018，39（5）：444 - 446.

4. 邢桂生. 皮肤软组织感染病原菌分布及耐药分析. 中国消毒学杂志，2018，35（7）：53 - 56.

5. BOUVET C，GJONI S，ZENELAJ B，et al. Staphylococcus aureus soft tissue infection may increase the risk of subsequent staphylococcalsoft tissue infections. Int J Infect Dis，2017，60：44 - 48.

6. 王江宁，田耿家，夏照帆，著. 压疮的综合治疗. 北京：人民卫生出版社，2018.

7. 王江宁，高磊，陈天贵，等. 王江宁教授团队糖尿病足综合诊疗病例精解. 北京：科学技术文献出版社，2018.

笔记

023

ECMO 局部灌注游离皮瓣
修复糖尿病足创面 1 例

病历摘要

患者，男，46 岁。主因右足底反复破溃 24 年，渗液伴臭味增多 1 周收入我科。

[现病史] 患者入院前 24 年，右足因开放伤致第 2、第 3 跖骨骨折，在我院行切开清创骨折固定手术，术后创口始终未完全愈合，在家自行换药，1 周前破溃增大伴渗液增多，臭味大，为求进一步诊治来我院就诊，门诊收入我科。病程期间二便精神睡眠欠佳，体温无明显升高，体温无下降。

[既往史] 平素身体健康情况一般，有糖尿病 15 年，未曾规律服用降糖药物，血糖控制欠佳。否认高血压、高脂血症、冠心病、脑卒中病史，否认肝炎、结核病史及其密切接触史。2012 年右侧股骨颈

笔记

骨折行经皮螺钉固定手术，后螺钉取出；2019 年胃出血输血800 mL，无输血不良反应。否认外伤史，否认药物及食物过敏史，预防接种史按计划进行。

[入院检查]

1. 专科查体。右足底第 1 跖骨处可见 8.0 cm×3.0 cm 创面，有灰黑色坏死样筋膜组织伴灰黑色渗出物，异味大，周围皮肤红肿明显，有压痛。右足痛温觉及触觉功能减退，足背动脉及胫后动脉搏动减弱（图 23-1）。

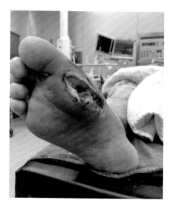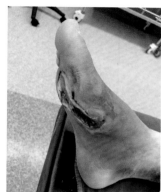

图 23-1　足部创面

2. 实验室检查。①血常规：WBC 12.73×10^9/L，中性粒细胞百分比 82%。②血生化：白蛋白 34.3 g/L，Glu 24.22 mmol/L。③CRP 121.81 mg/L。④PCT 0.11 ng/mL。⑤ESR 80 mm/h。

3. 影像学检查。MRI：右足软组织不均匀肿胀，STIR 示弥漫网线状、条片状稍高信号，足内侧缘偏掌侧皮缘破溃，第 1 跖骨、趾骨弥漫异常信号，T_2WI 抑脂序列呈稍高信号，第 1 跖趾关节见少量积液。第 2 跖骨远端及第 3 跖骨基底部见线状稍长 T_1 异常信号，T_2WI 抑脂序列未见异常信号；余多骨髓腔呈不均匀稍长 T_2 异常信号，T_1WI 未见明确信号减低。右踝关节腔内见少许液性异常信号（图23-2）。下肢动脉彩超所谓未见异常。

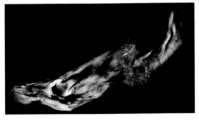

图23-2　右足MRI

［治疗及转归］患者入院后完善相关检查，明确手术适应证，急诊行扩大清创手术，术后给予控制血糖、抗感染、消肿、营养神经等治疗（图23-3），创面每日换药，后分别2次行清创手术（图23-4），彻底去除感染骨及软组织后，行游离皮瓣移植术覆盖骨及肌腱外露创面（图23-5，图23-6），同时术后给予体外膜肺氧合（extracorporeal membrane oxygenation，ECMO）技术灌注皮瓣，使皮瓣建立侧支循环（图23-7），最终皮瓣成活（图23-8）。

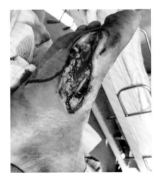

图23-3　入院后行清创
手术处理

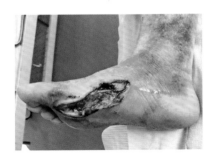

图23-4　2次清创彻底去除
坏死骨组织

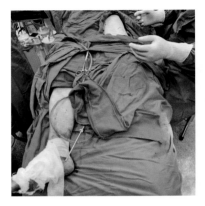

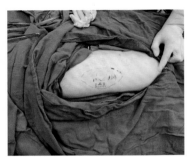

图23-5　选取股前外侧游离皮瓣进行足部创面修复

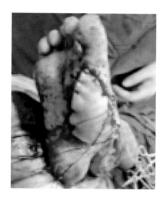

图 23 - 6　游离皮瓣移植术覆盖骨及肌腱外露创面

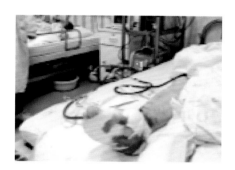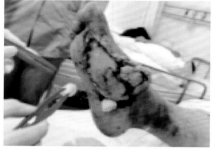

图 23 - 7　术后给予 ECMO 灌注皮瓣使皮瓣建立侧支循环

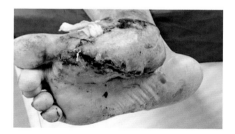

图 23 - 8　皮瓣成活

病例分析

1. 单独应用游离皮瓣修复糖尿病足创面的局限性

糖尿病足是糖尿病的远期并发症之一、也是患者截肢率、致死率最高的并发症之一。造成这些严重情况的一个重要原因就是血管

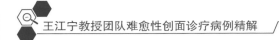

病变，病变血管管腔狭窄、堵塞，血液流通受阻，致使血液对下肢神经、软组织的营养供应不足甚至无法供应，从而因神经发生病变、软组织易损伤且无法愈合、软组织感染等症状。骨科、显微外科治疗糖尿病足经常通过皮瓣来修补创面，国内外治疗糖尿病足在有些血管生理条件较好的情况下，应用局部的游离皮瓣来修复骨外露创面的效果已经得到证实。但是由于糖尿病足在晚期血管病变较严重，无法找到带血管的皮瓣可转移，游离皮瓣在足的远端也无法找到可供选择的血管，带血管的皮瓣就无法实施。

2. ECMO 局部灌注皮瓣技术

带血管的皮瓣从远端分离出来后通过 ECMO 动力泵加压与下肢生理条件良好的大动脉及远端静脉相连接，保证皮瓣的血液供应，确保皮瓣的存活率，待皮瓣存活后在不断开自体血液供应的情况下植于糖尿病足创面，利用毛细血管重建的原理，21 天后再断蒂，使皮瓣成活，进一步解决由于肢体血液循环障碍导致的皮瓣存活率低，甚至无法存活的情况，从而提高皮瓣存活率。

3. 皮瓣灌注与动脉化静脉皮瓣

静脉皮瓣是主要血供通过静脉系统进入及流出的皮瓣，相比较传统的动脉皮瓣，静脉皮瓣有其自身的优点，包括设计容易、不需要深度解剖、不牺牲皮瓣供区的主干血管，皮瓣供区的位置不受限制，皮瓣供区的并发症少。基于血管进入和离开皮瓣及这些血管内血流的方向提出了静脉皮瓣的 3 种分型。Ⅰ型：单蒂静脉皮瓣；Ⅱ型：双蒂静脉皮瓣；Ⅲ型：动脉化的静脉皮瓣，其由近端动脉与皮瓣静脉的近端吻合后灌注，并且从远端静脉流出。该病例应用 ECMO 技术寄养游离皮瓣，当侧支循环建立后，再将皮瓣断蒂，最终皮瓣成活，存在失败风险，而且选择的是动脉皮瓣，例如选取的股前外侧皮瓣，则解剖范围较大，损伤皮瓣供区的主干血管，因此为了简化操作程序，更有利于皮瓣成活，后期研究选择静脉皮瓣，模仿Ⅲ型静脉皮瓣的原理，体外灌注系统的动脉端连接皮瓣静脉，将自体静脉血引出进行氧合后，来灌注静脉皮瓣的静脉。静脉动脉化灌注的理论基础为：静脉动脉化静脉后组织早期血流的主要途径为动脉血流入细静脉后，经细静脉间交通支回流至起回流作用的细静脉内；静脉转流后微静脉可起到代替毛细血管的作用。目前认为，静脉动脉化可通过血压进行有效的静脉血管扩张，关闭或使静脉瓣失效，血液流经缺血部位进行循环，随之开放微静脉短路，为周围组织有效提供血运，随着缺血组织血管化的完成，血流则逐渐变为生理性血流循环，从而有效保证组织成活。

4. 结论

由于糖尿病足在晚期血管病变较严重，无法找到带血管的皮瓣可转移，游离皮瓣在脚的远端也无法找到可供选择的血管，带血管的皮瓣就无法实施，如关节骨外露无法用植皮方法修复，只能采取转移皮瓣或游离皮瓣来修复，一些患者就面临截肢风险，但由于肢体血液循环障碍，导致皮瓣存活率低甚至无法存活，因此我们欲将带血管的皮瓣从远端分离出来后，通过动静脉泵加压与下肢生理条件良好的大动脉及远端静脉相连接，保证皮瓣的血液供应，确保皮瓣的存活率。待皮瓣存活后在不断开自体血液供应的情况下植于糖尿病足创面，进一步解决由于肢体血液循环障碍导致的皮瓣存活率低，甚至无法存活的情况，从而提高皮瓣存活率。

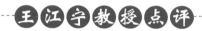

王江宁教授点评

ECMO技术在皮瓣局部灌注中解决了传统皮瓣移植可能出现的因远端肢体血供不足引起的皮瓣坏死的情况，避免了因皮瓣坏死造成的毒素二次入血及对伤口的二次伤害，同时避免了感染症状的发生，移植皮瓣成活；传统糖尿病足创面治疗周期一般在数月，甚至 3~5 年，而通过外科皮瓣移植，1 个月内即可使闭合创面，缩短治疗时间。治疗费用低，同时节约医疗成本，有效地减轻社会负担，让更多的患者能够更好地回归社会。

参考文献

1. LECHLEITNER M, ABRAHAMIAN H, FRANCESCONI C, et al. Diabetic neuropathy and diabetic foot syndrome (Update 2019). Wien Klin Wochenschr, 2019, 131 (Suppl 1): 141 - 150.

2. 王江宁，高磊. 糖尿病足慢性创面治疗的新进展. 中国修复重建外科杂志，2018，32 (7): 832 - 837.

3. ALEXANDRESCU V A, BROCHIER S, LIMGBA A, et al. Healing of diabetic neuroischemic foot wounds with vs without wound-targeted revascularization: preliminary observations from an 8-year prospective Dual-Center Registry. J Endovasc Ther, 2020, 27 (1): 20 - 30.

4. KHIN N Y, DIJKSTRA M L, HUCKSON M, et al. Hypertensive extracorporeal limb perfusion for critical limb ischemia. J Vasc Surg, 2013, 58 (5): 1244 - 1253.

5. 王雷，聂鑫，尹叶锋，等. 体外循环灌注系统下应用脉络宁治疗下肢挤压伤挤压综合征模型猪. 中国组织工程研究，2019，23 (11): 1723 - 1729.

6. 杨磊，高磊，王雷，等. 体外循环系统下加压灌注改善模型猪下肢血运. 中国组织工程研究，2018，22 (4): 553 - 557.

7. 高磊，王江宁，尹叶锋. 2019《国际糖尿病足工作组糖尿病足预防和治疗指南》解读. 中国修复重建外科杂志，2020，34 (1): 16 - 20.

8. LANE R J, PHILLIPS M, MCMILLAN D, et al. Hypertensive extracorporeal limb perfusion HELP): a new technique for managing critical lower limb ischemia. J Vasc Surg, 2008, 48 (5): 1156 - 1165.

024

ECMO 技术治疗糖尿病足下肢缺血病变 1 例

病历摘要

患者，男，60 岁。主因右足第 5 趾破溃不愈合 10 日余收入我科。

[现病史] 患者入院前 10 余日右足第 5 趾破溃，未给予重视，后创面逐渐增大、渗液增多伴疼痛，为求进一步诊治来我院就诊。自发病以来，患者二便、精神、食欲尚可，体温无明显升高，体重无下降。

[既往史] 平素身体健康，糖尿病 30 年，血糖控制尚可，早餐前和晚餐前自行皮下注射诺和灵 30 R 胰岛素 16 IU。否认高血压、高脂血症、冠心病。有脑卒中病史，2019 年 7 月在当地医院诊断为脑梗死，未给予手术治疗，保守治疗后效果良好。否认肝炎、结核病史及其密切接触史，否认手术史、外伤史、血制品输注史，否认药物及食物过敏史。预防接种史按计划进行。

[入院检查]

1. 专科查体。右足第4、第5趾缝间可见 1.0 cm×1.0 cm 大小创面，伴淡黄色浆液性渗出，创缘至第5跖趾关节周围红肿明显，有压痛，胫后及足背动脉未触及，末梢血运欠佳，患足痛温及触觉功能减退（图24－1）。

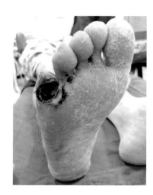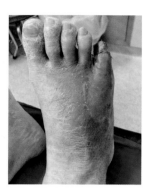

图 24－1　右足创面

2. 实验室检查。①血常规：WBC $13.73×10^9$/L，中性粒细胞百分比 85%。②血生化：白蛋白 34.3 g/L，Glu 14.22 mmol/L。③CRP 80.81 mg/L。④PCT 0.21 ng/mL。⑤ESR 80 mm/h。

[治疗及转归] 患者入院后完善相关检查，明确手术适应证，行清创缝合手术，术后给予控制血糖、抗感染、消肿、营养神经治疗及 ECMO 技术灌注病变肢体（图24－2），创面每日换药，顺利愈合（图24－3）。

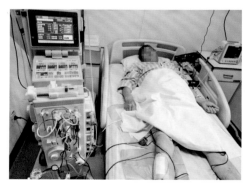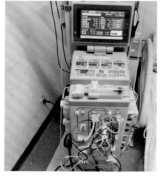

图 24－2　ECMO 体外膜肺氧合技术灌注糖尿病足病变肢体治疗

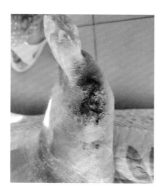

图 24 –3　创面愈合

病例分析

1. ECMO 治疗糖尿病足的理论基础

该项技术的理论基础可行，前期我们在研究体外模拟体内生理环境系统寄养断肢证实该方法既能长时间有效保存断肢，节约更长的时间抢救合并严重出血性休克、严重多脏器损伤等全身创伤、断肢合并心肌梗死等急需抢救的患者的生命，又将离断肢体在回植人体前就将断肢由于缺血、挤压产生的大量毒素，以及随着肌肉的坏死大量释放的肌红蛋白、钾、磷、镁离子及酸性产物等有害物质清除，减少断肢再植后有害物质通过已恢复的血液循环进入体内，减轻创伤后机体的全身反应，减轻因肌肉组织坏死后释放的大量肌红蛋白经肾小管滤过，以及在酸中毒、酸性尿情况下在肾小管沉积，减轻肾损害程度，避免急性肾功能衰竭，从而大大降低断肢再植后的死亡率，并增加了断肢再植的成功率。

2. ECMO 技术的改进

随着该项技术在临床实践中应用，我们发现该技术存在以下缺点：①如果体外循环动力系统应用体外循环机中的滚轴泵，则对循环血中红细胞产生机械性损伤，降低血液中的有效红细胞含量，降低了血液的携氧能力；②如果选择肺脏替代治疗的 ECMO 技术中离心泵作为动力系统，虽然避免了红细胞机械性损伤，但是价格昂贵，增加了医保支付比例，且机器体积较大，不便于临床操作；③ECMO 是将人体静脉血进行氧合，然后进行动脉灌注，因此需要进行动脉置管术，动脉置管易形成血栓，容易导致膜肺及循环管路堵塞。

因此我们进行了该项技术的改进，首先是对灌注氧合系统进行改进，利用离心泵作为动力泵，选择成本较低的膜肺材料制作氧合装置，从而降低耗材价格；另外将氧合后的静脉血再灌注至静脉，进行下肢静脉灌注，使下肢远端足部血管静脉动脉化，并且利用浅静脉与深静脉建立的静脉网络通路进行组织供血，从而改善足部血供促进创面愈合，并进行了临床实践，获得了较好的效果。

3. 静脉动脉化灌注的理论基础

静脉动脉化后组织早期血流的主要途径为动脉血流入细静脉后，经细静脉间交通支回流至起回流作用的细静脉内；静脉转流后微静脉可起到代替毛细血管的作用。目前认为，静脉动脉化可通过血压进行有效的静脉血管扩张，关闭或使静脉瓣失效，血液流经缺血部位进行循环，随之开放微静脉短路，为周围组织有效提供血运，随着缺血组织血管化的完成，血流则逐渐变为生理性血流循环，从而有效保证组织成活。

4. 结论

ECMO 有非常高的临床应用价值及社会效益，通过改善缺血端肢体血流供应，缩短创面愈合时间，有效降低糖尿病足患者的截肢率，并且节省医疗成本，减少国家医保支付额度，降低家庭及社会的经济负担。

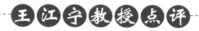

王江宁教授点评

　　ECMO 治疗糖尿病足技术将病变肢体远端静脉动脉化，简化操作过程，可以普遍应用。该技术采取静脉置管，可长期保留。操作中采取了 VV（静脉—膜肺氧合—静脉）疗法，相对于 VA（静脉—膜肺氧合—动脉）疗法可以长期使用，不形成血栓，方便患者。VA 疗法需要到手术室，操作相对复杂。

参考文献

1. 王雷，聂鑫，尹叶锋，等. 体外循环灌注系统下应用脉络宁治疗下肢挤压伤挤压综合征模型猪. 中国组织工程研究，2019，23（11）：1723 – 1729.

2. 杨磊，高磊，王雷，等. 体外循环系统下加压灌注改善模型猪下肢血运. 中国组织工程研究，2018，22（4）：553 – 557.

3. 李腾飞，王江宁，高磊，等. 体外模拟体内生理环境寄养断肢系统采用远端缺血处理灌注方法对保存断肢的作用研究. 中国修复重建外科杂志，2016，30（1）：91 – 94.

4. 白俊龙，王江宁. 血栓闭塞性脉管炎的治疗进展. 实用医学杂志，2015，31（10）：1563 – 1565.

5. 张绍春，秦新愿，左有为，等. 脉络宁对体外模拟体内生理环境寄养断肢系统缺血/再灌注损伤模型的作用. 中国组织工程研究，2014，18（36）：5825 – 5829.

6. YIN Y F, SI X L, WANG J N, et al. Crossover replantation of carpometacarpal after traumatic amputation. Plast Reconstr Surg, 2013, 131（3）：468e – 470e.

7. WANG J N, TONG Z H, ZHANG T H, et al. Salvage of amputated upper extremities with temporary ectopic implantation followed by replantation at a second stage. J Reconstr Microsurg, 2006, 22（1）：15 – 20.

025

2 型糖尿病性足坏疽合并
大面积皮肤缺损 1 例

病历摘要

患者，女，65 岁。主因右小腿及足部破溃 5 个月，右足脱落 1
个月入院。

[现病史] 患者 1 年前无诱因出现右足及小腿部麻木不适，活动后
加重，当地医院诊断为"2 型糖尿病、2 型糖尿病性周围神经病
变"，拒绝服用药物，自行控制饮食并加强锻炼以调控血糖。5 个
月前无意中发现右前足底破溃，自行换药处理半月余未见好转，创
面逐渐增大累及中后足部，伴脓性分泌物及渗液，当地医院诊断为
"2 型糖尿病性足坏疽"，予抗感染、清创及换药处理，创面稍控制
后回家自行换药处理。溃疡逐渐扩展至小腿部，1 个月前右足大部
及小腿部皮肤自行脱落，患肢肿胀，创面渗液及脓性分泌物，患者

为进一步治疗转来我院。自患病来，患者精神差，饮食及睡眠差，体重变化未监测。

[既往史] 高血压病史1年，现口服硝苯地平缓释片5 mg/d降压治疗，血压未监测。2型糖尿病史7年余，未规律监测血糖及用药。5个月前就诊时检查发现合并糖尿病肾病，现自行服用尿毒清颗粒治疗。否认高脂血症、冠心病、脑卒中病史，否认肝炎、结核病史及其密切接触史，否认外伤史，否认家族史，否认食物或药物过敏史。

[入院检查]

1. 专科查体。右足大部缺失，右小腿及残足肿胀明显，右小腿中下段以远部分皮肤及皮下组织缺失，创面污秽，部分骨组织外露，创面坏死组织及分泌物较多，不同程度肉芽组织生长（图25-1）。膝关节主被动活动正常，腘动脉搏动可及，弱。

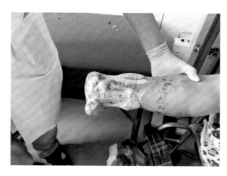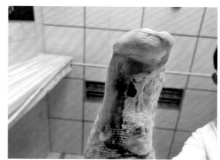

图25-1　患者入院时右小腿及足部创面

2. 实验室检查。①血常规：WBC 5.42×10^9/L，中性粒细胞百分比78%，RBC 52.96×10^{12}/L，HGB 87 g/L，红细胞压积282，PLT 273×10^9/L。②尿常规：尿潜血（++），尿蛋白（++）。③血生化：白蛋白25.8 g/L，血糖6.83 mmol/L。④CRP 19.71 mg/L。⑤ESR 117 mm/hr。⑥PCT 0.02 ng/mL。⑦D二聚体387 ng/mL。⑧糖

化血红蛋白（HBA1c）5.3%。⑨BNP 25015.00 pg/mL。⑩创面细菌培养：奇异变形杆菌。

3. 影像学检查。小腿及足部影像学检查提示右足部跗骨以远骨质缺损，距骨倾斜，未见明显骨质破坏，周围软组织肿胀（图25-2）。下肢动脉超声：双下肢动脉硬化。下肢静脉超声：双下肢深、浅静脉未见阻塞。双下肢 CTA：腹主动脉下段，双侧髂总动脉，髂内、外动脉，股动脉，腘动脉，胫前、后动脉，腓动脉管壁不同程度钙化斑块，左小腿中下段部分狭窄明显，右小腿部动静脉短路表现（图25-3）。

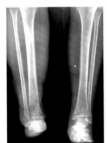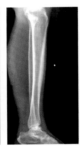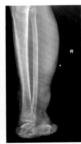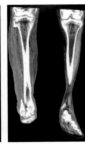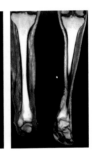

图 25-2　小腿及足部影像学检查

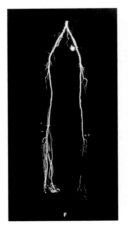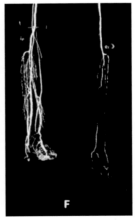

图 25-3　双下肢动脉血管造影

［初步诊断］2型糖尿病性足溃疡，右足缺损，右小腿及足部皮肤缺损，右小腿及残足软组织感染，2型糖尿病性周围神经病，2型糖尿病性周围血管病，2型糖尿病足，2型糖尿病，糖尿病肾病，高血压病，低蛋白血症

［治疗及转归］①患者入院后监测血压、血糖，调整胰岛素用药，加强营养支持，同时给予抗感染、消肿、改善循环、营养神经药物对症治疗。患肢肿胀减轻，患者身体状况好转。

②完善术前准备后于入院后第4天在神经阻滞麻醉下行第1次右小腿及足部坏死组织清创术。清创术后创面坏死组织及分泌物明显减少，少量肉芽组织生长（图25-4）。

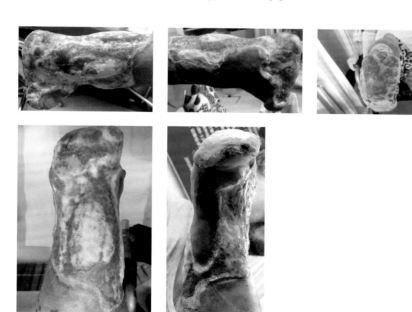

图25-4　第1次清创术后7天

③清创术后7天再次在神经阻滞麻醉下行右小腿及足部坏死组织清创及负压引流术。清创术后患肢肿胀明显减轻，创面肉芽组织生长良好，拟行创面覆盖治疗（图25-5）。

④分期行右小腿及残足部自体皮肤"邮票"植皮，并分别辅助负压引流术治疗（图25-6～图25-9）。自体皮肤来源双侧大腿内侧皮肤。

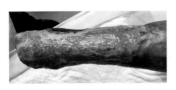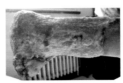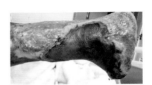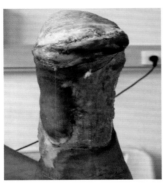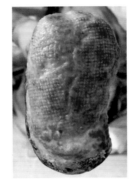

图25-5　第2次清创并负压引流术后10天

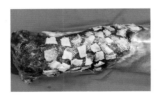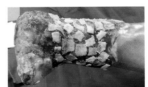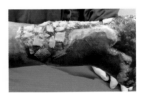

图25-6　第1次植皮术中

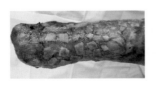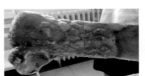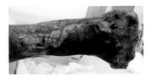

图25-7　第1次植皮术后10天

⑤创面完成由自体皮肤覆盖，患者身体状况明显好转，转入恢复性治疗（图25-10，图25-11）。

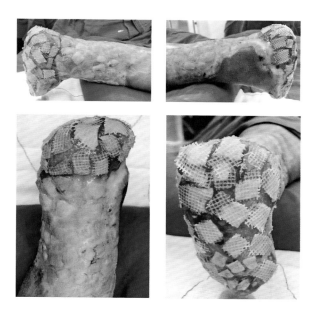

图 25 - 8　清创换药后行第 2 次自体皮肤植皮术中

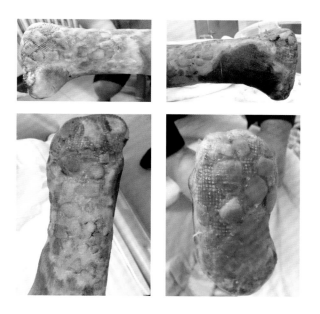

图 25 - 9　第 2 次植皮术后第 10 天

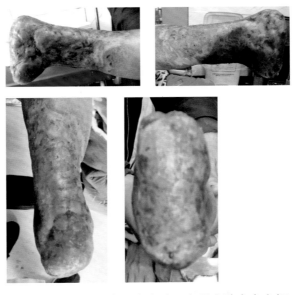

图 25 - 10　第 2 次植皮术后 2 个月皮肤愈合良好

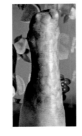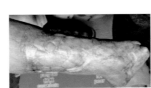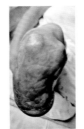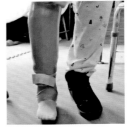

图 25 - 11　第 2 次植皮术后 1 年皮肤愈合良好，穿戴全接触石膏支具辅助下地行走

病例分析

　　皮肤是人体最大的器官，保护体内各种组织和器官免受各种外界刺激，是人体非常重要的天然屏障。较小的创面可以自行愈合，或通过牵张的方式闭合，而更大面积的皮肤缺损，需要进行游离皮片移植、皮瓣移植等。

　　游离皮片移植将自体皮肤切下不同厚度，移植到另一处，重新建立血液循环以达到修复的目的。按照皮片厚度可分为薄层皮片（刃厚皮片）、中厚皮片、全厚皮片及含真皮下血管网全厚皮片四种。

薄层皮片平均厚度为 0.3 mm，组织学上包含皮肤的表皮层及少许真皮的乳头层，适用于大面积皮肤缺损、有感染的肉芽创面，有助于创面早期愈合。薄层皮片优势在于容易生长，抵抗力较强，在条件较差或有轻度感染的肉芽创面也可以存活生长。另一方面供皮区恢复较快，取皮后 7～10 天即可完全愈合，无显著瘢痕遗留；必要时可以再次或多次切取。缺点是因皮片下瘢痕增生，愈合后皮片常有挛缩，有时可比原来缩小40%，皮片色素沉着较深。功能上常因皮片挛缩而不能达到恢复功能的目的，尤其在关节附近，限制了其应用。此外，薄层皮片不耐受压力与摩擦，易形成溃疡。

中厚皮片平均厚度为 0.3～0.6 mm，包含表皮及真皮的一部分（薄中厚皮片），或达到皮肤全层厚度的四分之三（厚中厚皮片）。因皮片含有较多的弹性组织而具有全层皮的特点，收缩少，柔软，耐磨。供皮区又能自行愈合，所以临床应用广泛，适用于功能与外观要求较高的部位，如用于修复面部或关节处的皮肤缺损，或切除疤痕或肿瘤后所遗留的创面。若有肌腱或骨面外露时，需先用附近软组织覆盖后，再行植皮。

全厚皮片植皮效果最好，包含表皮与真皮的全部，但不附有脂肪组织。植皮后收缩小，柔软有弹性，耐压耐磨，色泽与正常皮肤近似，但生长较困难，有感染的创面不易成活。供皮区不能自行愈合，须缝合，且取皮量受到限制。一般常用于面部器官皮肤的缺损，如眼睑外翻、鼻翼缺损等；修复手掌，脚底等创面。

含真皮下血管网的皮片对受区创面条件要求更高，止血必须完善，制动固定要确实，若皮片完全成活，功能最好。

皮瓣由血液供应的皮肤及其附着的皮下脂肪组织所形成。皮瓣包括任意型皮瓣：局部皮瓣/邻近皮瓣（推进皮瓣/滑行皮瓣、旋转皮瓣、易位皮瓣包括 Z 成形术），邻位皮瓣，远位皮瓣（直接皮瓣、直接携带皮瓣）；轴型皮瓣：一般轴型皮瓣，岛状皮瓣，肌皮瓣，游离皮瓣（又称吻合血管的皮瓣移植），含血管蒂的复合组织移植，皮管型皮瓣（皮管）及筋膜皮瓣。皮瓣适用于修复有骨关节、肌腱、重要脏器、大血管和神经干裸露的创面。

异体皮肤移植不能完全自体化，一般在 3 周左右出现排异反应，因此需要结合自体微粒皮肤移植，以异体皮肤为载体促进创面的恢复。

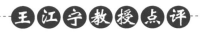

王江宁教授点评

糖尿病足患者存在不同程度皮肤缺损。由于患者合并严重程度不等的下肢动脉硬化表现，皮肤缺损的治疗不同于普通患者。该患者创面皮肤缺损较大，传统的临床思维是取局部皮瓣、岛状皮瓣、同侧大腿或对侧交腿皮瓣覆盖创面，不仅有效减少创面外露及组织液渗出，避免感染的发生及复发，而且皮瓣移植后更能够耐受摩擦。虽然皮瓣移植获得的收益更大，但下肢动脉 CTA 检查结果明确动脉病变程度限制了皮瓣治疗方式的选择，临床实际中不好开展。

该患者通过积极配合治疗，借助自体皮肤移植获得了满意的临床效果。但整体治疗周期较长、花费高，同时在日常生活中谨慎避免皮肤磨损、破溃。因此，患者的健康教育应常抓不懈，积极调控血糖及血脂，合并周围神经病变患者应定期检查足部皮肤情况，早期发现破损，早期诊断病变并及时治疗，避免病情加重所带来的承重经济、社会负担。

笔记

026

糖尿病足矫形鞋 3 例

足底减负是糖尿病足治疗的关键一环，对于预防糖尿病足复发有着非常重要的意义。糖尿病足预防应是一个全周期的管理，既要防止除此患病，更要防止患者术后的再次发病。定制化的矫形鞋对患者复发作用显著，引起行业内的重视，国外也有相关报道。我科已经开展相关工作，并取得一定的成效。

本文选取我科近年来治疗的糖尿病足手术痊愈后矫形鞋具设计和使用情况，对患者足部皮肤保护起到了较好的作用，以求抛砖引玉。

📋 病历摘要

病例 1 中足离断术后患者矫形鞋具研究

患者，男，59 岁。右足破溃感染 1 年余，感染加重伴部分皮肤

笔记

发黑变干 3 月余。

[现病史] 患者刚入院时左足各趾缺如，皮肤皲裂、干燥，皮温较左侧大腿略低；右足足弓消失，姆外翻、外侧及趾甲发黑，第 2～第 4 趾两侧发黑、第 4 趾趾腹发黑，各趾感觉、运动功能差，第 5 足趾缺如，足背外侧明显肿胀；右足第 1 跖趾关节外侧可见 3 cm×3 cm 创面，表面少量黄色分泌物，触之不出血，创面周围无压痛；足背外侧及足跟部可见大面积皮肤发黑、结痂部分黑痂脱落，露出皮下组织，创面少量渗出，足跟部轻度压痛，足背皮肤皲裂、干燥，皮温较小腿处皮肤降低，末梢血运差（图 26－1）。右足踝关节运动功能差，膝、髋关节运动功能尚可。诊断为"2 型糖尿病足，足软组织感染"。

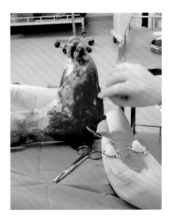
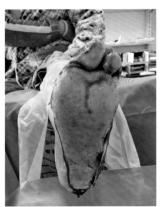

图 26－1　患者入院时换药

[治疗及转归] 2015 年 11 月行右足清创 VSD 吸引术，神经血管探查术，人工皮植皮术，后出院。

　　2016 年 1 月 27 日复入院，诊断为"糖尿病足、右足第 2～第 4 趾坏疽、足部软组织感染、左足骨髓炎"。于入院当天行右足第 2～第 4 趾骨截除＋左足跖骨清除＋双足血管、神经、肌腱探查＋右足 VAC

吸引术，后出院。于2月3日第3次入院，当天急诊局麻下＋强化下行左下肢清创＋切开减压＋血管神经探查术。3月9日腰麻下行双下肢清创＋左足坏死骨质清除＋血管神经探查术。右大腿取皮植皮，VSD吸引术。3月15日局麻下行双下肢VSD拆除＋右足创面探查＋左下肢清创＋血管神经肌腱探查术。3月25日行右下肢VSD拆除＋双下肢创面清创＋血管神经肌腱探查术。5月20日腰麻下行双足清创＋神经血管肌腱探查＋左足取皮植皮＋左足VSD吸引手术。5月27日局麻下行左足清创＋VSD拆除术。6月22日局麻下行双足清创＋神经血管肌腱探查＋左足取皮植皮＋左足VSD吸引手术。7月5日局麻下行左足清创＋VSD拆除＋右足清创＋VSD吸引术。7月11日局麻下行右足VSD拆除＋神经血管肌腱探查术，术后给予抗感染、止痛等处置。

2017年7月5日神经阻滞麻醉下行左残足坏死组织清创＋血管神经肌腱探查术＋富血小板纤维蛋白膜修复术＋VSD吸引术，术后抗感染消肿治疗。7月14日在局麻下行左足坏死组织清创＋VSD拆除＋血管神腱探查术。

2018年3月28日为进一步促进创面愈合，在局部麻醉下行左足底坏死组织清创术＋血管神经肌腱探查术＋闭合器安装术，术后给予抗感染，创面换药等对症处理。4月2日因闭合器固定时间较长，伤口张力减小，在局部麻醉下行左足底坏死组织清创术＋血管神经肌腱探查术＋闭合器拆除术。术中采用了皮肤牵引闭合器对伤口进行了闭合（图26－2）。在住院期间制作了过渡性的足踝矫形器以便行走（图26－3）。因患者距骨患有骨髓炎而手术去除，跟骨与胫骨和腓骨直接连接，造成下肢不等长，长度差为2.6 cm（图26－4）。

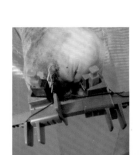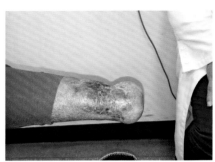

图 26 - 2　使用闭合器促进伤口愈合

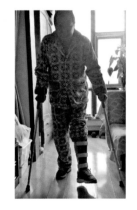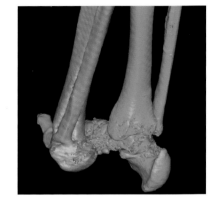

图 26 - 3　配戴治疗脚托　　图 26 - 4　患者足部骨骼的三维图（无距骨）

伤后愈合后，定制了假肢（图 26 - 5）。因为保留了跟骨，虽然双腿有高度差，但不足以容纳假肢的足底板，采用的折中方案为：假肢的容纳腔与足底板直接焊接，去除足跟位置的弹性储能板。用橡胶制作假足，以便穿鞋行走。行走时需要拐杖支撑。患者主诉假肢穿戴费时费力，行走时费力，而且天气炎热出汗容易发臭，求助我们能否用矫形鞋的方式予以解决。

［矫形设计］对患者足部进行 CT 扫描并做了三位重建，给出了 2 种设计方案。方案一：鞋头不做填充。左足肢体残端设计成杯状鞋垫作为支撑，将鞋设计为马蹄形（图 26 - 6）。方案二：鞋头做填充。利用患者所穿戴的足踝矫形器定制高帮矫形鞋，其中右足定制适形的柔软减压鞋垫（图 26 - 7）。

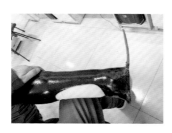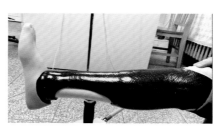

图 26-5 定制并配戴假肢

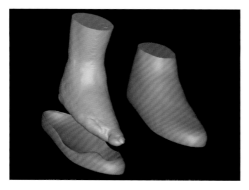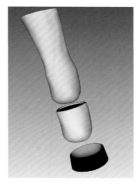

图 26-6 鞋头不做填充的爆炸图，左足以右足为镜像并做鞋头填充

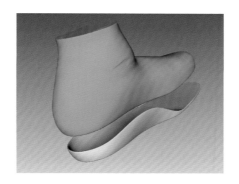

图 26-7 鞋头做填充的爆炸图

[穿戴效果] 患者穿戴2种方案的鞋（图26-8）。马蹄形鞋的设计患者感觉难以找到平衡，而矫形鞋的方式对于行走和平衡效果较好。但感觉到残端压痛。将杯形矫形鞋垫加高后使得残端不与足底接触时患者感觉良好。患者用我团队为其定制的鞋垫配上假肢可以不用拐杖支撑行走，为最好的效果。

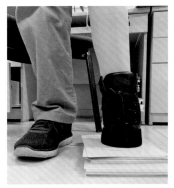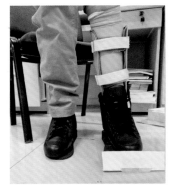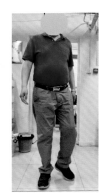

图 26 - 8　穿戴时的实际情况

病例2　跟骨垫去除术后患者矫形鞋设计

患者，男，70 岁。

[现病史] 患者于 2 个月前右足跟部出现 2 cm 皮肤裂口，未经处置，1 周后出现寒战、高热，自行输液治疗，症状缓解后，伤口分泌物增多，伤口周围坏死面积增大，就诊于当地医院内分泌科，给予抗感染、改善循环及换药等对症治疗，症状未缓解，转入血管介入科治疗，给予换药、改善循环、清创、VSD 吸引、下肢血管造影球囊撑开等治疗，效果不理想，创面坏死面积增大。3 天前创口脓性分泌物渗出增多，今日为求进一步治疗，前来我院就诊，门诊以"糖尿病性足坏疽"收入院，患者自发病以来饮食、睡眠及二便正常，体重减轻 5 kg。

[诊断] 2 型糖尿病性足坏疽（右），2 型糖尿病性周围血管病，下肢动脉粥样硬化闭塞症，2 型糖尿病性周围神经病，2 型糖尿病性视网膜病变，高血压 3 级（极高危），冠状动脉粥样硬化性心脏病，冠状动脉支架植入术后状态，心功能 Ⅱ 级（NYHA 分级），胆囊术后。

［治疗经过］患者入院后完善各项检查，于 2017 年 3 月 14 日神经阻滞麻醉下行右足清创 + 神经血管肌腱探查 + 脂肪移植术 + 皮肤闭合器闭合术，3 月 27 日椎管麻醉行右足坏死组织清除术 + 神经血管肌腱探查术 + 皮肤闭合器拆除术，4 月 6 日椎管麻醉行右足坏死组织清除术 + 神经血管肌腱探查术，4 月 13 日神经阻滞麻醉行右足坏死组织清除术 + 取皮植皮术 + VSD 吸引 + 神经血管肌腱探查术，术后给予抗感染、消肿、止疼等对症治疗，定期换药。

［矫形设计］经过治疗之后，患者足部痊愈，无渗出（图 26 - 9）。但因足跟部通过植皮愈合，无法行走，因此患者长期无法下床，开始考虑制作矫形鞋。经过三维建模得到图 26 - 10。通过逆向工程设计了鞋楦和矫形鞋垫（图 26 - 11），设计中对患者跟骨等多处进行合理的压力分散。

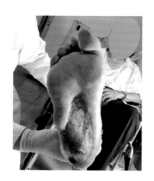

图 26 - 9　治疗结束时候患者脚的情况

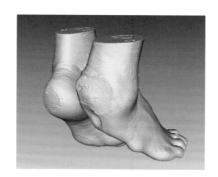

图 26 - 10　患者足部生物实体模型建立

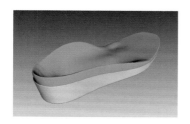
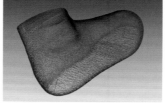

图 26 - 11　矫形鞋垫和鞋楦设计

[穿戴效果] 穿鞋初期可以在拐杖的帮助下行走（图26-12）。1个月后随访，可以在自行去公园散步。

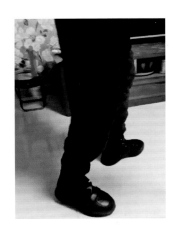

图26-12　患者穿戴矫形鞋的实际效果

病例3　足部严重感染的糖尿病足患者矫形鞋设计

[现病史] 患者于40天前无诱因高热3天，左足第1跖骨底红肿，发现有一0.5 cm碎玻璃块刺入皮肤，将其取下后2天出现伤口脓性渗出，足底肿胀明显，皮肤发黑，皮温高，于当地县医院给予简单清创后，转入当地某三甲医院骨科治疗，在骨科给予2次左足外伤后感染扩创＋VSD吸引术，术后VSD庆大霉素持续灌洗引流，给予抗感染及对症治疗。因需要植皮，转入整形外科，于2015年11月10日再次行左足创面扩创＋VSD吸引术，术后给予抗感染等治疗，但创面感染加重，向足跟扩张，随后出现高热，给予拆除VSD，给予对症治疗。11月27日再行左足创面扩创＋VSD治疗，但效果仍不佳，创面感染加重，创面坏死组织较多，创面逐渐增大。为求进一步治疗，前来我院就诊，我科以急诊"左足软组织感染"收入院（图26-13）。入院前有高热，无恶心呕吐等不适。

笔记

［治疗及转归］入院后积极完善各项检查，于12月2日急诊椎管内麻醉下行左足感染组织切开引流术。12月18日椎管内麻醉下行左足坏死组织去除闭合器安装术。12月30日椎管内麻醉行左足坏死组织去除皮肤扩张器安装术。2016年1月18日椎管内麻醉行左足清创皮瓣转移 + 左大腿取皮 + 左足植皮术。术后恢复可，给予对症抗感染、消肿、止痛等对症治疗，患者住院51天。

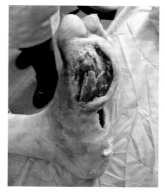

图 26 – 13　患者来院就医时足底

出院时患者精神、睡眠可，食欲可，大小便正常，无不适主诉。查体：体温36.1 ℃，脉搏78 次/分，呼吸18 次/分，血压126/83 mmHg。患者左足创面敷料干燥，纱布包扎完好，小腿轻度肿胀，皮肤颜色无异常，踝及膝关节活动无明显异常，换药见左足底创面荷包固定良好，移植皮瓣血运可，创面缝合良好，其余创面干燥少量渗出，少量肉芽。踝关节活动无异常，足趾活动差，血运良好，患肢皮肤感觉较前好转（图 26 – 14）。

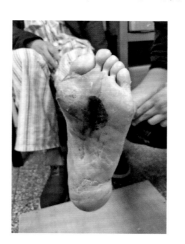

图 26 –14　患者来问诊时足底

［矫形设计］经过我科的 MDT 模式治疗后，患者患足痊愈良好。对患者做了足底压力测试以及足底轮廓测绘（图 26 – 15），显示第1跖骨头处为压力较大的位置，足弓较高，脚呈内翻。对该患者主要的矫形鞋的工作为第1跖骨头减压。

对患者采用全息扫描后，然后三维可视化建模（图 26 – 16）。患者无明显血管动脉硬化，患者足部无骨质增生和骨质疏松等部分，图中所示管为加压灌注导管。

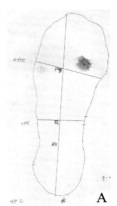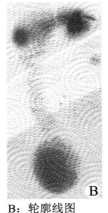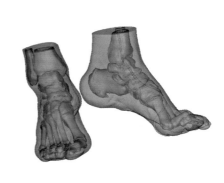

A：足底压力印图　　B：轮廓线图

图 26 – 15　足部检查　　　　　　图 26 – 16　患者足部三维建模

患者脚矫形鞋和矫形鞋垫设计见图 26 – 17，中左边上部分为根据患者足部三维模型设计的鞋楦，右边部分为鞋垫和患者足部三维可视化。此外，由图 26 – 17 还可看出，经过精确设计的矫形鞋垫

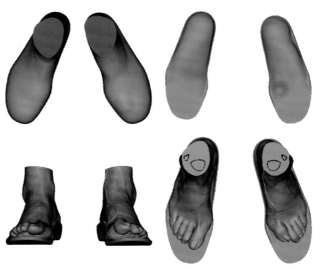

图 26 – 17　患者矫形鞋设计

与患者足部吻合良好。

［穿戴效果］患者的矫形鞋和实际穿戴效果如图26-18所示。

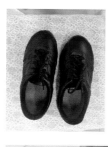
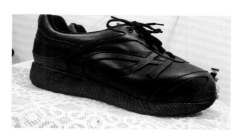
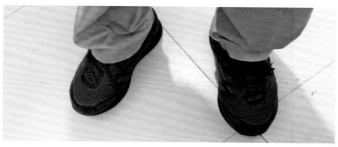

图26-18　患者实际穿戴效果

病例分析

病例1的保肢手术方案使患者保留更多的骨骼和肌肉组织，让患者对手术结果较为满意。但该方案对于设计假肢和矫形鞋有较大的难度，需要矫形师发挥创造力，充分利用残端的生物力学特性，设计出定制化的矫形鞋具，满足患者的需求。

病例2是根据患者的病史、骨骼生物力学特征合理设计矫形鞋具，可以实现患者下地行走的愿望，改善生活质量。

病例3是1例以大腿皮肤为供体，对第1跖趾关节的溃疡进行植皮，促进了伤口痊愈。手术成功之后需要加强对创面的减压和保护，防止皮肤角质化，以免增加患者再次溃疡的风险。

笔记

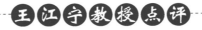

王江宁教授点评

　　虽然我国在一般肢体残缺矫形鞋方面的工作已经开展很久，但糖尿病足矫形鞋具的设计和研发是一块空白地，虽然通过未公开的渠道我们了解到有假肢器械生产商做过一些尝试性的工作，但都没有获得成功。在国际专家的帮助下，我团队开展这项工作1年来，积累了大量的成功案例，这些案例将为推动这项事业的发展起着非常重要的作用。

　　基于三维技术是获得患者生物模型的基础，但从生物力学角度合理的设计压力分担方案，让患者步态接近于正常范围，是我们需要不断努力改进的方向。

参考文献

1. 王江宁，高磊. 糖尿病足慢性创面治疗的新进展. 中国修复重建外科杂志. 2018，32（07）：832 – 837.

2. PENDSEY S. 现代糖尿病足的管理. 王江宁，译. 北京：人民卫生出版社，2017：161 – 170.

3. ARMSTRONG D G，BOULTON A J M，BUS S A. Diabetic Foot Ulcers and Their Recurrence. N Engl J Med，2017，376（24）：2367 – 2375.

4. 郑海亮. 矫形支具功能重建1例//王江宁，高磊，主编. 王江宁教授团队糖尿病足综合诊疗病例精解. 北京：科学技术文献出版社，2018.

5. 高磊，王硕，王雷，等. 皮肤牵张闭合器在糖尿病足创面修复中的应用. 中国修复重建外科杂志，2018，32（05）：591 – 595.

笔记

附 1
糖尿病足、糖尿病皮肤综合征的细胞机制及干细胞再生治疗的潜力

1. 糖尿病足溃疡与糖尿病皮肤综合征的病理生理学研究

  糖尿病足溃疡（ICD-11 代码 BD54）在其后期影响多种组织和细胞，其因果关系很难追溯到单一细胞损伤的起源。然而，对于未来的靶向治疗，宗旨在于阻止糖尿病足溃疡的进展和逆转发病机制，识别在此过程中最脆弱目标细胞和找到疾病进展的条件的起点是必要的。

  由于糖尿病足溃疡早期类似于糖尿病性皮肤病变（真皮厚度减少，创面呈粉红色，真皮病变无蜕皮），两者都有共同的病因。然而，糖尿病皮肤综合征和糖尿病皮肤病变（ICD-11 代码 EB90.0）最常影响覆盖在胫骨上的皮肤。与糖尿病足溃疡相反，小腿的这部分皮肤微损伤不容易被识别，相对于脚底损伤。糖尿病足溃疡晚期与压力性溃疡（褥疮，ICD-11 代码 EH90）有许多相同的特征，其

笔记

中可以排除外部异物造成的微小损伤，但可能涉及反复或持续的外部压力导致结缔组织血液循环持续紊乱。在后一种情况下，局部感觉丧失可能与皮肤溃疡的进展同时发生，尽管两者并不必然具有因果关系。更有可能的是，它们彼此独立发展，但有共同的因果关系（图1）。

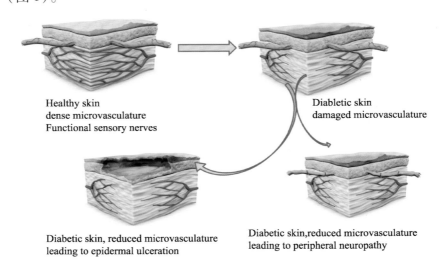

图1　糖尿病皮肤综合征的解剖结构损伤

糖尿病周围神经病变（ICD-11 代码 8C03.0）常与糖尿病足溃疡一起发生，患者常在皮肤病变最初症状被诊断之前就报告感觉丧失。虽然很容易从这个时间序列得出因果关系的结论，但有几个理由来质疑这一点。在众多可由各种外源性、遗传性或后天因素引起的多发性神经病变中，只有糖尿病多发性神经病变与皮肤溃疡或糖尿病足有关。机械感的丧失是典型的各种皮肤感觉障碍，如炎症性多发性神经病，脚气病，脊髓损伤后感觉损失，但是只在糖尿病患者与皮肤溃疡或慢性伤口愈合并发症相关。因此，我们更合理地认为糖尿病多发性神经病变不是糖尿病足溃疡发病的必要条件，而更可能取决于相同的潜在生理障碍。考虑到神经元，无论是感觉神经元还是运动神经元，都是高度能量依赖的，微血管损伤会导致长期的营养和氧气消耗，其功能会立即受到影响。系统微血管损伤在糖尿病患者的几个组织中都有表现，如肾脏、心脏和眼睛。2 型糖尿病（ICD-10 代码 E11.5）的外周循环并发症可能是由高血糖引起的最普遍的长期健康损害。也可影响相应的器官损害，如可导致肾功能衰竭、缺血性梗死；黄斑水肿（ICD-11 代码 9B71.02）和其他糖尿病视网膜病变（ICD-11 代码 9B71.0）。

由于血液循环不仅对氧气和营养物质的供应起着至关重要的作用，而且对对抗伤口感染的各种免疫细胞的分布也同样重要。因此受血管病变影响的腿部和足部可能会受到慢性伤口愈合并发症的影响。由于腿部和足部血液循环的生理状况不可避免地导致较高的（静水）血压，下肢更容易受到糖尿病皮肤综合征和伤口愈合并发症的影响，从而导致糖尿病足溃疡。众所周知，在健康的个体中，脚踝处的收缩压要比手臂动脉处的血压（ABPI，即踝肱压指数）高出 10% ~ 50%。

在健康的条件下，这种较高的动脉血压是由平滑肌细胞（SMC）的强度或厚度的增加来补偿的，平滑肌细胞可以机械地稳定动脉。然而，在糖尿病患者中，平滑肌细胞经常表现为营养不良钙化，导致中膜硬化，也称为动脉硬化。当平滑肌细胞失去弹性和耐久性时，它们就不能再稳定动脉的内皮细胞，导致血液成分从这些血管泄漏到皮肤。受损的动脉不能再抵抗血压而退化以避免进一步出血。

2. 创伤愈合的生理机制与间充质干细胞的作用

支持大动脉的平滑肌细胞和环绕小动脉和窦状动脉的周细胞都来自间充质干细胞（MSC）。间充质干细胞是多能的、常驻组织的成体干细胞，具有终身再生结缔组织、骨髓基质、骨骼和脂肪组织的能力，它们最常见于高度血管化的组织中。间充质干细胞也是正常、无惊吓创面愈合的重要因素（图2）。

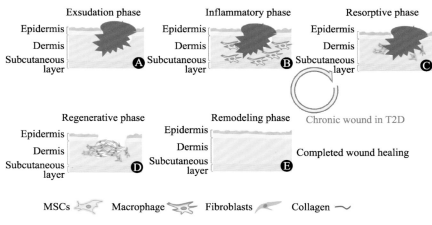

图2　正常创面愈合阶段及糖尿病皮肤综合征创面愈合缺陷

在创面愈合的早期（炎症）阶段，间充质干细胞分泌免疫调节细胞因子，调节巨噬细胞的活性。随着吸收和再生阶段的开始，间充质干细胞可能生成成纤维细胞，这些成纤维细胞产生可收缩的胶原，可减少伤口面积。在重塑阶段，间充质干细胞在平滑肌细胞和周细胞中以支持新形成的血管方面同样至关重要。

甚至有迹象表明间充质干细胞也能分化成神经膜细胞，即那些在周围神经元周围产生髓鞘的细胞。通过提供髓鞘管指导轴突再生，神经膜细胞对神经元再生至关重要。间充质干细胞还可分泌外泌体，促进神经细胞介导的神经再生。

3. 骨髓间充质干细胞功能受损与糖尿病伤口并发症相关

间充质干细胞是结缔组织中为数不多的细胞，在机体的整个生命周期中都保持着再生潜能。它们具有自我更新的潜力，这意味着通过不对称的细胞分裂，至少有一个子细胞保持干细胞的潜力。通过某些细胞防御系统（宏观自噬、DNA 修复、解毒酶的表达和流出泵），它们也有专门的生存能力来对抗急性形式的细胞应激。然而，在慢性形式的细胞应激后，间充质干细胞逐渐丧失其干细胞能力。我们报道电离辐射可使间充质干细胞自发分化为脂肪细胞，而来自子宫内低剂量辐照小鼠的间充质干细胞更容易衰老。体外应激增殖导致识别和修复内源性、辐射或 ROS 诱导的 DNA 损伤的能力降低。间充质干细胞也容易受到氧化应激的影响，氧化应激会导致衰老和 DNA 双链断裂。氧化还原失衡是影响糖尿病患者许多细胞的共同特征。这与全身炎症、氧化应激和加速细胞老化有关。

除了糖尿病间充质干细胞中的持续氧化应激外，晚期糖基化终末产物（AGE）的产生是高血糖期间的一个众所周知的应激源（Huijberts et al 2008）。年龄通过增加糖原残基影响细胞内和细胞外的蛋白质，从而导致蛋白质的错误折叠或聚集。研究表明，周细胞即小动脉血管内皮细胞附近的间充质干细胞因年龄而严重受损，导致细胞内超渗透压力，导致细胞破裂（Holt et al 2016）。

碳酸化蛋白或脂质对间充质干细胞同样有毒性。羰基化发生在生物分子的攻击活性氧。由于碳酸化蛋白质和脂类功能失调，它们会在受影响的细胞中积累。碳酸化磷脂引起膜功能障碍，不仅会影响质膜，还会影响 ER 和线粒体膜。健康细胞诱导宏观自噬，可分解碳酸脂质，利用脂肪酸产生 ATP。

4. 伤口愈合并发症的细胞治疗

伤口愈合并发症不仅出现在糖尿病足或糖尿病皮肤综合征中，而且在机械性创伤影响较大的体表面积、热烧伤或辐射烧伤或恶性肿瘤手术后也是一个挑战。研究表明，自体间充质干细胞辅助治疗（连同使用有机基质的创面覆盖物）有助于更快、更完整和无疤痕的创面愈合。

有趣的是，一种遗传皮肤病（表皮松解大疱，EC32 代码 ICD-11），其特点是在表皮基底膜胶原Ⅶ严重的受损，其治疗可以通过骨髓间充质干细胞移植，其本质是同属于间充质干细胞。这表明，在非系统性，但局部的皮肤或伤口愈合障碍，自体或异体（在种系障碍的情况下）间质干细胞治疗可以有临床效益。

然而，在 2 型糖尿病中，持续的高血糖可能会损害体内任何部位的间充质干细胞。因此，皮肤溃疡部位的自体移植会限制干细胞治疗的疗效。在糖尿病小鼠伤口愈合模型的研究表明，将糖尿病自体间充质干细胞移植给糖尿病受体几乎没有什么益处，而从健康小鼠中提取的间充质干细胞对高血糖小鼠的伤口愈合有显著改善作用。

对于有皮肤溃疡或糖尿病足的 2 型糖尿病患者，目前的治疗包括合成代谢类固醇、伤口负压治疗、光疗、支撑面、重建手术、超声、局部苯妥英和减压装置。几乎没有或很少有证据支持或反驳大多数这些治疗相对于其他治疗和安慰剂的益处。使用生物制剂（如人体细胞、干细胞或生长因子）的疗法在接近疾病起源、减轻疾病发生发展有很大的潜力。

5. 自噬

其他研究者已经研究了间充质干细胞自噬在正常和受损创伤愈合过程中的作用，并发现 mTOR 通路和 hif-1 信号通路在糖尿病患者的间充质干细胞中受损。在我们的研究中，我们也发现了在 ROS 应激后，糖尿病患者来源的间充质干细胞进行自噬的显著减少的证据。在糖尿病供体的间充质干细胞中，自噬既不能被诱导，也不能持续缓解。相比之下，来自健康供体的间充质干细胞对辐射诱导的氧化应激的反应是自噬水平的上调（图 3）。

笔记

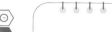

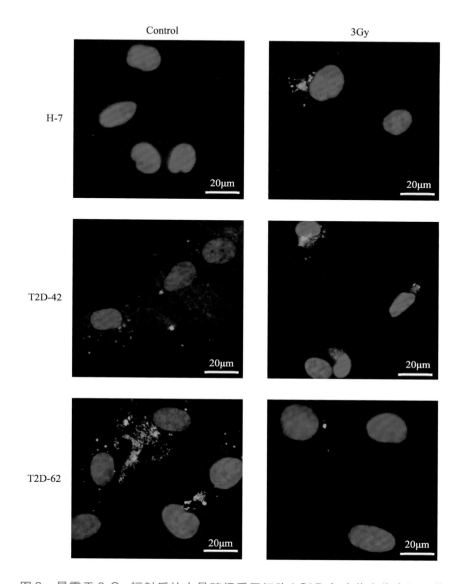

图3　暴露于3 Gy 辐射后的人骨髓间质干细胞 LC3B 免疫荧光代表图。蓝色斑点为 Hoechst 33342 DNA 染色，绿色斑点为 LC3B 染色。H-7 代表来自健康捐献者的间充质干细胞，T2D-42 和 T2D-62 代表 2 型糖尿病患者捐献的间充质干细胞。绿色斑点的细胞代表自噬体。荧光显微镜观察细胞内 LC3B 斑点

来源于糖尿病患者的间充质干细胞中自噬的缺乏也与其细胞质中脂滴的沉积增加有关，并提示脂质羰基化的积累（图4）

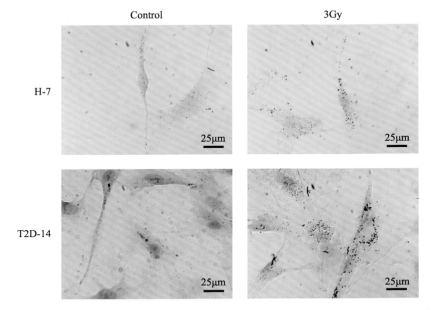

图4　3 Gy 辐射后人骨髓间充质干细胞油红染色的代表性图像。油红染色在
人骨髓间充质干细胞上可见明显的脂滴，显示不同大小的脂滴。苏木
精细胞核染成蓝色。H-7 为健康供体，T2D-14 为 2 型糖尿病供体

　　因此我们提出假设，为了成功的应用自体间充质干细胞治疗糖尿病伤口或糖尿病足，使用现代分子方法，促自噬药物或能量限制（饥饿诱导）可以理想的修复自噬缺陷。

参考文献

1. BAO X, WANG J, ZHOU G, et al. Extended in vitro culture of primary human mesenchymal stem cells downregulates Brca1-related genes and impairs DNA double-strand break recognition. FEBS Open Bio, 2020, 10 (7)：1238 – 1250.

2. CHEN J, REN S, DUSCHER D, et al. Exosomes from human adipose-derived stem cells promote sciatic nerve regeneration via optimizing Schwann cell function. J Cell Physiol, 2019, 234 (12)：23097 – 23110.

3. DE LA GARZA-CASTRO O, MARTíNEZ-RODRíGUEZ H G, SáNCHEZ-GONZáLEZ S G, et al. Schwann Cell Precursor Transplant in a Rat Spinal Cord Injury Model. Rev Invest Clin, 2018, 70 (2)：88 – 95.

4. FALANGA V, IWAMOTO S, CHARTIER M, et al. Autologous bone marrow-derived cultured mesenchymal stem cells delivered in a fibrin spray accelerate healing in murine and human cutaneous wounds. Tissue Eng, 2007, 13 (6): 1299 – 1312.

5. GUILLéN C, BENITO M. mTORC1 Overactivation as a Key Aging Factor in the Progression to Type 2 Diabetes Mellitus. Front Endocrinol (Lausanne), 2018, 9: 621.

6. HAN Y F, SUN T J, HAN Y Q, et al. Clinical perspectives on mesenchymal stem cells promoting wound healing in diabetes mellitus patients by inducing autophagy. Eur Rev Med Pharmacol Sci, 2015, 19 (14): 2666 – 2670.

7. HLADIK D, HÖFIG I, OESTREICHER U, et al. Long-term culture of mesenchymal stem cells impairs ATM-dependent recognition of DNA breaks and increases genetic instability. Stem Cell Res Ther, 2019, 10 (1): 218.

8. HöFIG I, INGAWALE Y, ATKINSON M J, et al. p53-Dependent Senescence in Mesenchymal Stem Cells under Chronic Normoxia Is Potentiated by Low-Dose γ-Irradiation. Stem Cells Int, 2016, 2016: 6429853.

9. HOLT RICHARD I G, COCKRAM CLIVE, FLYVBJERG ALLAN, et al. Textbook of Diabetes. John Wiley & Sons, 2016: 543.

10. HUIJBERTS M S, SCHAPER N C, SCHALKWIJK C G. Advanced glycation end products and diabetic foot disease. Diabetes Metab Res Rev, 2008, 24 (Suppl 1): S19 – 24.

11. RODGERS K, JADHAV S S. The application of mesenchymal stem cells to treat thermal and radiation burns. Adv Drug Deliv Rev, 2018, 123: 75 – 81.

12. SCHUSTER M, TEWARY G, BAO X, et al, In-vitro cellular and proteome assays identify Wnt pathway and CDKN2A regulated senescence affected in mesenchymal stem cells from mice after a chronic LD gamma irradiation in utero. Radiat Environ Biophys, submitted.

13. SYLAKOWSKI K, BRADSHAW A, WELLS A. Mesenchymal Stem Cell/Multipotent

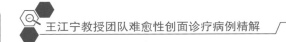

Stromal Cell Augmentation of Wound Healing：Lessons from the Physiology of Matrix and Hypoxia Support. Am J Pathol，2020，190（7）：1370 – 1381.

14. ZHENG Y，HUANG C，LIU F，et al. Reactivation of denervated Schwann cells by neurons induced from bone marrow-derived mesenchymal stem cells. Brain Res Bull. 2018，139：211 – 223.

作者简介

（德）迈克尔·罗萨曼（Michael Roseamann） 亥姆霍兹慕尼黑中心德国健康与环境研究中心放射生物学研究所副所长，项目组长；德国慕尼黑工业大学副教授，导师（医学院项目，医学生命科学与技术博士项目）。

王江宁 首都医科大学附属北京世纪坛医院矫形外科学科带头人，主任医师，教授，博士研究生导师。国际知名矫形专家，享受国务院政府特殊津贴专家。

（德）汉斯·冈瑟·马钦斯（Hans-Günther Machens） 慕尼黑工业大学伊萨尔右岸医院整形外科和手外科主任、整形外科教授（终身教授）。

原文

The cellular mechanisms of diabetic foot and diabetic cutaneous syndrome and the potential of stem cell regenerative therapy

Michael Rosemann，PhD，Jing Wang，MD and Hans-Günther Machens，MD，Prof.

Pathophysiology of Diabetic Foot Ulceration and Diabetic Cutaneous Syndrome

Diabetic foot ulcerations （ICD-11 code BD54） at its later stage affects a variety of tissues and cells，making it difficult to project the causality of it back to a single cellular origin. For a future targeted therapy aiming to stop the progression and revert the pathogenesis of diabetic FU，however，identification

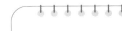
of the target cells that are the most vulnerable during the pathogenic process and are the starting point of this progressive condition is essential.

Because the early stage of diabetic FU resembles the diabetic skin lesions (loss of dermal thickness, pink wound bed, dermopathy without slough), a common etiology can be expected for both. Diabetic cutaneous syndrome and diabetic skin lesions (ICD-11 code EB90.0), however, most frequently affects the shin, i. e. the skin that overlays the tibia. In contrast to diabetic FU, this part of the lower leg is not prone to unrecognized micro-injuries as are suspected to occur at the bottom of feet by localized foreign bodies in shoes. Later stages of diabetic FU share many features with pressure ulcers (bed sores, ICD-11 code EH90), in which external micro injuries by foreign bodies can be excluded, but persistent disturbances of the blood circulation in the connective tissue due to repeated or enduring external pressure are likely involved. In the later condition, a localized loss of sensation might go in parallel with the progression of the skin ulceration, although both are not necessarily causally linked. It is more likely that they develop independently from each other, but share a common causation (Fig 1).

Peripheral polyneuropathy (ICD-11 code 8C03.0) frequently occurs together with diabetic FU, and loss of sensation is often reported by the patient before the first symptoms of skin lesions are diagnosed. Although it is tempting to conclude from this temporal sequence also a causal relationship, there are several reasons to challenge this. Among the large number of polyneuropathies that can be caused by various exogenous, heritable or acquired factors, only diabetic polyneuropathy has been linked to skin ulcerations or diabetic foot. The loss of mechanical sensation is typical for a variety of cutaneous sensory disorder, such as inflammatory polyneuropathy, toxic neuropathies (for instance Beriberi), sensory loss after spinal cord injury or conferred by inherited conditions, but a link to skin ulceration or chronic wound healing complications has only been reported in diabetic patients. It is therefore more reasonable to consider diabetic polyneuropathy as a condition that is not essential for the pathogenesis of diabetic FU, but most likely depends on the same underlying physiological disturbance. Considering that neurons, both sensory as well as motor neurons, are highly energy dependent, they will be immediately affected in their function by a long-lasting depletion of nutrients and oxygen, as could result from a microvascular impairment. System microvascular impairment has a manifestation in several tissues of diabetic patients, such as the kidney, the heart and the eye. The peripheral circulatory complications in type 2 diabetes (ICD-10 code E11.5)

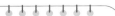

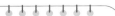

are perhaps the most prevalent long term health impairments resulting from hyperglycemia. In the affected organs, they can cause kidney failure, stroke, ischemic infarct, macular oedema (ICD-11 code 9B71.02) and other diabetic retinopathies (ICD-11 code 9B71.0).

Because blood circulation is essential not only for the supply of oxygen and nutrients, but equally important for the distribution of various immune cells that fight wound infection, legs and feet affected by vasculopathies can be affected by chronic wound healing complications. The lower part of the extremities are more affected by diabetic cutaneous syndrome and wound healing complications that lead to diabetic foot ulceration, because the physiologic situation of the blood circulation unavoidably causes a higher (hydrostatic) blood pressure in the legs and feet. It is known that in healthy individuals, the systolic blood pressure at the ankle is between 10% to 50% higher than the blood pressure measured at the arm arteries (ABPI, ankle-to-brachial-blood-pressure-index).

This higher arterial blood pressure is under healthy conditions compensated by an increased strength or thickness of the smooth-muscle-cells (SMC) that mechanically stabilize the arteries. In diabetic patients, however, the SMC frequently show dystrophic calcification, causing media sclerosis also called arteriosclerosis. When SMC lose their elasticity and durability, they can no longer stabilize the endothelial cells of the arteries, leading to a leakage of blood products from these vessels into the skin. The damaged arteries which can no longer resist the blood pressure degenerate to avoid further hemorrhage.

Physiology of Wound Healing and the Role of MSCs

SMCs which support the large arteries and pericytes which surround the arterioles and sinusoids are both derived from mesenchymal stem cells (MSC). MSCs are multipotent, tissue resident, adult stem cells which have a life-long capacity to regenerate connective tissue, bone marrow stroma, bone and adipose tissue. They are most frequently found in highly vascularized tissue. MSCs are also an important factor during normal, scare-free wound healing (Fig 2).

At the early (inflammatory) phase of wound closure, MSCs secret immunomodulatory cytokines, which regulate the activity of macrophages. With the onset of the resorptive and the regenerative, MSCs may give rise to the fibroblasts which deposit contractive collagen which can reduce the wound area. In the remodeling phase, MSCs are again crucial to provide SMC and pericytes to support the newly form blood vessels.

And there are even some indications that MSCs are also capable to differentiate into Schwann-cells, i. e. those cells which produce the myelin sheet around peripheral neurons. Schwann cells are essential for neuronal regeneration, by providing a myelin tube that directs axonal regrowth (de la Garza-Castro et al 2018, Zheng et al 2018). MSCs also secrete exosomes which promote Schwann-cell mediated neuronal regeneration (Chen et al 2019)

Impaired Function of MSCs linked to Diabetic Wound Complications

Mesenchymal stem cells represent a small number of cells in connective tissue, which maintain a regenerative potential throughout life of an organism. They have a self-renewing potential, meaning that by asymmetric cell division at least one of the daughter cells remains the stem cell potential. By certain cellular defense systems (macro-autophagy, DNA repair, expression of detoxifying enzymes and efflux-pumps) they also have a dedicated pro-survival capacity against acute forms of cellular stress. After chronic forms of cellular stress, however, MSCs gradually lose their stem cell capacity. We have reported that ionizing radiation can cause MSCs to spontaneously differentiate into adipocytes (Rosemann M, and that MSCs derived from in-utero low-dose irradiated mice have a higher tendency to become senescent (M. Schuster et al 2020, submitted to REBP). Proliferating stress in-vitro causes a reduced capacity to recognize and repair endogenous and radiation or ROS induced DNA damages (Hladik et al 2019, Bao et al 2020). MSCs are also vulnerable to oxidative stress, which causes an increase in senescence and DNA double strand breaks (Höfig et al 2016). Redox-imbalance is a common feature affecting many cells in diabetic patients. This is related to systemic inflammation, oxidative stress and accelerated cellular ageing.

Apart from persistent oxidative stress in diabetic MSCs, the generation of advanced glycation end-products (AGE) is a well-known stressor during hyperglycemia (Huijberts et al 2008). AGE affect intra- and extracellular proteins by adding glycogen-residues, thereby cause miss-folding or aggregation of proteins. It has been shown that pericytes, i. e. MSC derived cells which are in close proximity to the vascular endothelium of small arteries, are severely damaged by AGEs, which cause a hyper-osmotic intracellular pressure and can lead to cellular burst (Holt et al 2016).

Equally toxic to MSCs are carbonylated proteins or lipids. Carbonylation occurs to biomolecules by the attack of reactive oxygen species. Since carbonylated proteins and lipids become dysfunctional, they can accumulate in the affected cells. Carbonylated phospholipids cause membrane dysfunction,

201

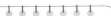 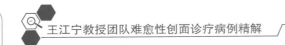
which can affect not only the plasma-membrane, but also the ER and the mitochondrial membrane. Healthy cells induce macro-autophagy, that can catabolize carbonylated lipids and utilize the fatty acids for ATP production.

Cell based therapy for wound healing complications

Wound healing complications not only appear in diabetic foot or diabetic cutaneous syndrome, but are also a challenge after mechanic trauma affecting larger areas of the body surface, after thermal or after radiation burns or after surgery for malignant tumors. Adjuvant administration of autologous MSCs (together with wound coverings using organic matrices) have been shown to be beneficial for a faster, more complete and scar-free wound healing (Rodgers and Jadhav 2017).

Interestingly, an inherited skin disorder (epidermolysis bullosa, ICD-11 code EC32), which is characterized by a severe disorder of collagen VII in the epidermal basement membrane, can be successfully treated by topic administration of bone marrow derived stromal cells, which are essentially identical to MSCs (Tolar and Wagner 2013). This shows that in non-systemic, but localized skin or wound healing disorders, autologous or allogenic (in case of germline disorders) MSC therapy can have a clinical benefit.

In type 2 diabetes, however, an extended hyperglycemia has potentially damaged MSCs anywhere in the body. Autologous engraftment to the site of skin ulceration is therefore only of limiting efficiency (Falanga et al 2007). In a diabetic mouse model of wound healing it has been shown that transplantation of MSCs from a diabetic donor to a diabetic recipient has little benefit, whereas MSCs derived from a healthy mouse improved wound healing in a hyperglycemic mouse significantly.

In T2D patients with skin ulcerations or diabetic foot, current treatments include anabolic steroids, negative pressure wound therapy, phototherapy, support surfaces, reconstructive surgery, ultrasound, topical phenytoin, and pressure relieving devices. There is little or no evidence to support or refute the benefits of most of these treatments compared to each other and placebo. Therapies using biologicals (such as human cells, stem cells or growth factors) have a high potential to alleviate the disease close to its origin.

Autophagy

The role of autophagy in MSCs during normal and impaired wound healing has already been investigated by others (Sylakowski et al 2020) and the involvement of the mTOR pathway and HIF-1 alpha signaling has been found to be impaired in diabetic MSCs （Han et al 2015，Guillen and Benito 2018）. We have in our study also found evidence for a significant reduction of diabetic MSCs to perform autophagy after ROS stress. In MSCs from diabetic donors, autophagy could either not be induced, or was persistently alleviated. MSCs from healthy donors, in contrast, responded to radiation-induced oxidative stress with an upregulation of autophagy （Fig 3）.

The lack of autophagy in diabetic MSCs was also associated with an increased deposition of lipid droplets in their cytoplasm, and indicator of accumulating lipid Carbonylation （Fig 4）.

We therefore hypothesized that for a successful adjuvant MSC therapy in diabetic wounds or diabetic foot disease, the autophagy defect was to be repaired, either using modern molecular methods, pro-autophagic drugs or caloric restriction （starvation）.

笔记

附2
应用体外循环灌注游离皮瓣治疗糖尿病足创面的临床标准指南

目前，全球糖尿病的患病率为3.66亿（20~70岁），到2030年这个数字将上升到5.52亿。在全球范围内，70%的糖尿病患者发生截肢，下肢截肢的糖尿病患者人数每年都超过100万。一个足部溃疡并发症，如慢性无法愈合的伤口感染与周围动脉疾病（peripheral artery disease，PAD），常会导致下肢截肢，每20秒将有1例糖尿病患者失去肢体。目前针对糖尿病足治疗的主要原则是在控制血糖水平的基础上，改善局部血液循环和营养外周神经，局部辅以封闭式负压引流技术以及各种敷料的应用，尽管如此，仍有84%的糖尿病足患者需要面对截肢的选择。

针对糖尿病足所导致的严重后果，王江宁教授团队率先在国内开展科室内MDT诊疗模式，团队以骨科医师为主，但各有专长（团队内可行血管介入手术、骨科重建手术、皮瓣修复手术等），形成了多学科综合治疗模式下的糖尿病足治疗模式。糖尿病足的外科综合治疗以慢性创面为出发点，包括感染创面与非感染创面修复治疗，针对合并下肢血管病变的糖尿病足患者，重建下肢血供有利于病情的控制，可行下肢血管重建、下肢微循环重建等。其中糖尿病足微循环血管重建手术中，团队采用了体外循环加压灌注疗法，此方法对缺血性病变肢体进行循环灌注，且在高压力作用下灌注，可将病变血管的狭窄部位得到扩充，增加单位时间内通过血管横切面的血流量，使组织血供增加，同时在灌注过程中促进周围血管网重建。该项技术可以在糖尿病足中重建下肢微循环，促进伤口愈合，有效的延缓糖尿病周围血管病变的进展，降低糖尿病足的致残率（图1～图3）。

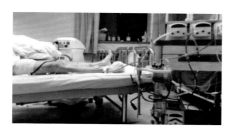

图1 体外循环加压灌注技术在糖尿病足下肢缺血病变中的应用

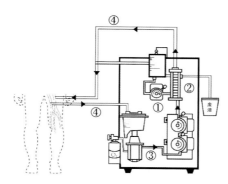

图2 体外循环加压灌注技术原理。①体外循环动力泵（滚轴泵），②血液滤过装置，③人工心肺机膜式氧合器（婴儿型），④体外循环血路（动脉端，静脉端）

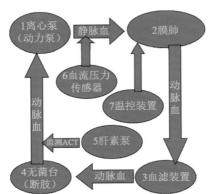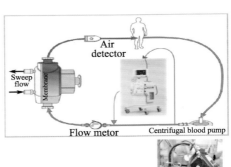

图3 体外循环加压灌注系统原理

我们所提及的体外循环加压灌注技术是将在心肺移植中的体外循环机技术或重症心肺功能衰竭中体外膜肺氧合（extracorporeal membrane oxygenerator，ECMO）技术应用于人体的肢体，利用此装置可进行血液氧合及血液中毒素产物的清除。关于该种治疗方法，国内最早由该项目导师王江宁教授于2004年提出体外循环灌注离断肢体概念，并开始进行相关的动物实验研究，2008年开展该技术在地震导致挤压伤综合征肢体中清除毒素的应用，2011年应用体外循环灌注系统对离体断肢（创伤导致的肢体离断）进行灌注保存，并应用该方法开展断肢再植保肢病例的临床研究，2014年起对中药脉络宁局部肢体灌注展开相关研究，2015年开始应用体外循环加压灌注技术开展外周动脉疾病的治疗，尤其对于糖尿病足伴外周动脉疾病的患者，通过提高流体动力学中血流动力转化的血流剪切力，力学刺激诱发血管侧支循环形成，丰富的毛细血管网得以重建，从而有效地改善肢体远端微循环（图4）。

另外课题组已经做了大量应用背阔肌皮瓣、桡动脉皮瓣、腹部皮瓣、交腿皮瓣、旋股外侧皮瓣、胫后肌皮瓣、腓肠神经营养皮瓣移植修复关节外露和骨外露患者（图5），这些都是应用了带血管

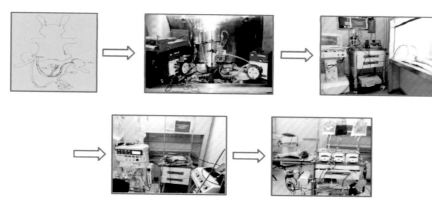

图4　2004—2015 年体外循环灌注离断肢体的实验研究

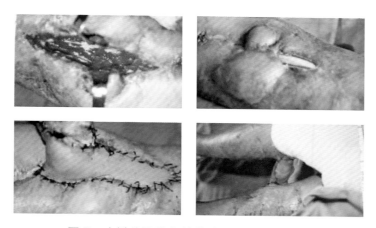

图5　皮瓣移植修复关节外露和骨外露患者

的皮瓣进行修复，利用毛细血管重建的原理，21 天后再断蒂，使皮瓣成活。但是对于糖尿病足患者，以上皮瓣均因为血管问题难以存活。因此，我们是将体外循环灌注技术进行了有一次拓展，应用于皮瓣寄养上（图6）。

　　由于糖尿病足在晚期血管病变较严重，无法找到带血管的皮瓣可转移，游离皮瓣在脚的远端也无法找到可供选择的血管，带血管的皮瓣就无法实施，如关节骨外露无法用植皮方法修复，只能采取转移皮瓣或游离皮瓣来修复，一些患者就面临截肢风险，但由于肢体血液循环障碍，导致皮瓣存活率低甚至无法存活，因此我们欲将带血管的皮瓣从远端分离出来后通过动静脉泵加压与下肢生理条件

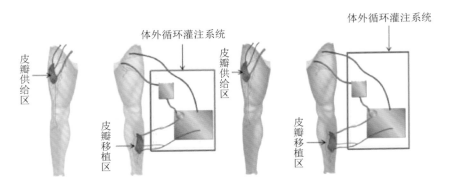

图 6 体外循环灌注系统寄养皮瓣

良好的大动脉及远端静脉相连接，保证皮瓣的血液供应，确保皮瓣的存活率，待皮瓣存活后在不断开自体血液供应的情况下植于糖尿病足创面，进一步解决由于肢体血液循环障碍导致的皮瓣存活率低，甚至无法存活的情况，从而提高皮瓣存活率。

1. 糖尿病足的诊断

糖尿病足是糖尿病并发症的一种，是整体情况的局部表现：包括下肢远端神经感觉异常，不同程度的周围血管病变相关足部感染，溃疡和（或）深层组织破坏。感染的诊断应在去除胼胝和坏死组织后，根据创面的范围和深度以及全身情况来评价感染的严重程度。

依据：2019 版《国际糖尿病足工作组糖尿病足预防和治疗指南》与中国糖尿病足防治指南（2019 版）。

2. 糖尿病足入院后评估

2.1 全身情况评估

评估内容包括年龄、预期寿命、基础疾病、职业、经济条件等，以及血糖、血压、血脂、营养状况等监测，判断是否合并心血管疾病、视网膜病变/肾脏病变、吸烟等。

2.2 入院常规检查

患者入院后通过对血液学评估，可以检测炎症指标，蛋白水

笔记

平，心肝肾功能，血糖水平等，影像学检查可以全面了解患足的软组织及骨组织情况，通过对下肢血管的评估有利于对创面治疗及以预后进行了解，心功能的评估有利于对患者手术麻醉风险进行全面了解。其中 18 导联动态心电图的使用可以全面了解心脏各部位的心电活动，对心肌多部位供血情况的全面评估有着独到的效果，体现出了巨大优势。

2.2.1　血液学检查。血液常规；ABO 血型；病房生化全项；乙肝四项 + 乙肝表面抗原；常规抗体 3 项；血栓弹力图；凝血 4 项 + D - 二聚体 + AT - Ⅲ；CRP；PCT；BNP；心肌损伤标志物；糖化血红蛋白；干化学血糖监测。

2.2.2　影像学检查。数字胸部 X 线；足部正位、侧位 X 线；足部 CT 平扫 + 三维重建；足部 MRI。

2.2.3　心功能评估。18 导联动态心电图；超声心动图。

2.2.4　血管评估。下肢血管超声（动脉）；下肢血管超声（静脉）；下肢血管 CTA；ABI；经皮氧分压；血管多普勒血流检测。

2.2.5　创面评估。①创面面积及深度：创面面积用应用 eKare inSight（E KARE 公司，美国）系统测量，其包含有智能计量测算分析系统，在系统显示屏上将伤口范围圈定后可分析伤口模型并自动计算伤口的面积、深度及容积（图 7）。

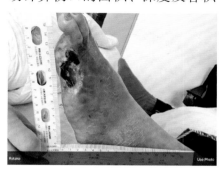 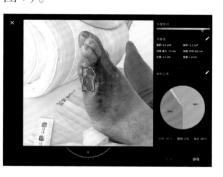

图 7　创面面积及深度测量

②足部皮温的测量：足部皮温应用非接触 Flir One Pro（FLIR 公司，美国）红外成像仪测量，检测法为患者采取平卧位，红外成像探头对准第 1、第 2 足趾间皮肤，并保持垂直方向，同一点位取 5 次皮温，计算平均值（图 8）。

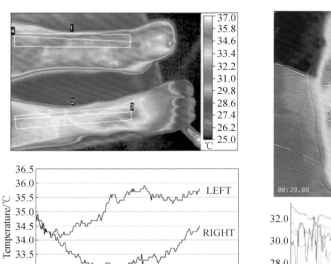

图 8　足部皮温红外热成像

③经皮氧分压测定：选用 PeriFlux5000（PERIMED 公司，瑞典）系统测定，无创经皮氧分压（TcPO$_2$）监测（图 9）。

依据：美国传染病学会 2012 年糖尿病足感染的诊断和治疗临床实践指南；2019 版

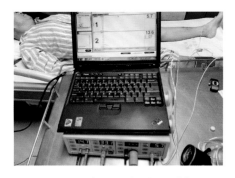

图 9　足部经皮氧分压测定

《国际糖尿病足工作组糖尿病足预防和治疗指南》；中国糖尿病足防治指南（2019 版）；中国糖尿病足诊治指南。

3. 糖尿病足创面治疗措施

糖尿病足病的处理重点在于避免下肢截肢，这个目标可以通过以下 3 个方面策略来实现：识别高危足病、治疗足病的急性病变以及预防其进一步的恶化。系统的糖尿病足处理程序必须包括上述措施中的每一条，同时涵盖对患者及其家庭成员的宣教，如此才有可能成功地避免截肢的发生。一般情况下，糖尿病足病治疗方案的选择包括基本处理（代谢控制、营养支持、对症治疗等）和局部处理（清创、改善血供、抗感染、减压、敷料选择等）。

3.1　代谢控制

以良好的血糖控制为前提。考虑足溃疡患者病情，大多数情况下，应选择胰岛素治疗。涉及无针注射器及动态血糖检测仪

3.2　药物治疗与选择

3.2.1　内科药物治疗。关于糖尿病足的慢性创面，内科治疗发挥着不可缺少的作用，尤其表现在对患者全身抗感染药物的应用及营养神经改善循环药物的使用，为创面愈合提供保障。对于糖尿病足患者，血脂的控制、抗凝药物、营养神经药物及改善微循环药物的使用对外科治疗的开展及术后患者管理发挥着不可替代的作用。

3.2.2　抗菌药物的使用。根据可能的病原体和易感性选择药物；初期对严重感染采用肠外治疗，病情稳定后改用口服药物（如适用）；使用口服药物治疗轻度和大多数中度感染；治疗时间：软组织一般 1 ~ 2 周；骨感染 ≤6 周（全骨髓炎切除 5 ~ 7 天）。对于近期未接受抗菌药物治疗的患者，只针对需氧 GPCs（金黄色葡萄球菌、β-链球菌）；或者如果最近使用抗菌药物治疗，增加有氧 GNRs（可能包括假单胞菌）和专性厌氧（特别是肢体缺血）的覆盖；不要使用抗菌药物治疗临床未感染的伤口。

笔记

3.2.3　改善糖尿病足周围神经病变药物。硫辛酸，适用于糖尿病周围神经病变引起的异常感觉，口服，1 次/日，0.6 g/次（2 粒），早餐前半小时服用。对于较严重的症状，建议起始先采用注射治疗。由于糖尿病周围神经病变是慢性疾病，一般需长期服用。药理说明：硫辛酸为 B 族维生素，是丙酮酸脱氢酶系和 α-酮戊二酸脱氢酶系的辅酶。离体试验显示，硫辛酸可以降低神经组织的脂质氧化，可抑制蛋白质糖基化作用，抑制醛糖还原酶。在体内，硫辛酸具有抗氧化作用，参与谷胱甘肽及辅酶 Q_{10} 等抗氧化剂再循环。硫辛酸能螯合某些金属离子（如铜、锰、锌）。

3.2.4　改善微循环药物。前列地尔，治疗慢性动脉闭塞症（血栓闭塞性脉管炎、闭塞性动脉硬化症等）引起的四肢溃疡及微小血管循环障碍引起的四肢静息疼痛。成人 1 次/日，5 ~ 10 μg/次（0.5 ~ 1 支）前列地尔 1 ~ 2 mL + 生理盐水（或 5% 的葡萄糖溶液）10 mL，静脉注射，或直接入小壶缓慢静脉滴注。药理说明：外源性前列地尔（PGE1），具有抑制血小板聚集、血酸素 A2 生成、动脉粥样脂质斑块形成及免疫复合物的作用，并能扩张外周和冠脉血管，是一种血管扩张剂及抑制血小板聚集剂。前列地尔通过激活细胞内腺苷酸环化酶，使血小板和血管平滑肌内的环磷酸腺苷（CAMP）水平成倍增加，致使产生惰性血小板及血管扩张。本品是脂质乳剂，可以减少前列地尔的肺灭活，能有效地将前列地尔运送到病变部位，并且控制性地释放药物，靶向性地分布已受损血管部位，有利于发挥本品的扩张血管、抑制血小板聚集的作用。

3.3　应用体外循环灌注游离皮瓣治疗糖尿病足创面

3.3.1　体外循环加压灌注疗法。应用体外模拟体内生理环境系统对缺血性病变肢体进行循环灌注，且在高压力作用下灌注，可将病变血管的狭窄部位得到扩充，增加单位时间内通过血管横切面的血流量，使组织血供增加，同时在灌注过程中促进周围血管网重建。该项技术可以在糖尿病足中重建下肢微循环，促进伤口愈合，有效的延缓糖尿病周围血管病变的进展，降低糖尿病足的致残率。

3.3.2　适应证及禁忌证。①适应证：糖尿病患者；下肢有缺血表现（肢体麻木、静息痛、肢体远端发凉），足末端有溃疡（破溃、感染）；患者入院后影像学资料（下肢动脉 CTA）显示不同水平节段性狭窄率介于 50%～75%；踝肱指数（ABI）0.5 ＜ ABI ＜ 0.7。②禁忌证：患者全身症状差，合并基础疾病多，恶液质状态或者处于严重的多器官衰竭状态；足部感染急性期；对于碘剂过敏；夏科氏足溃疡（神经病变）；入院后下肢动脉 CTA 评估显示下肢血管狭窄率 ＞75%。

3.3.3　体外循环灌注游离皮瓣。在患者皮瓣移植修复术前 1 日给予体外循环灌注股动静脉置管术，患者仰卧位，腹股沟区常规消毒铺巾，取患侧腹股沟动脉搏动最强部位上方 1.5 cm 作为穿刺点，采取 Seldinger 法穿刺，用 1% 利多卡因进行穿刺点局部麻醉，麻醉起效后，于患侧顺行穿刺股动脉入路，成功穿刺后，将 6F 动脉微穿鞘置入，静脉给予 3000 单位低分子肝素钠全身肝素化，同侧股静脉穿刺套装置入 Fogarty13/40 mm 球囊导管充当循环灌注的血液回流管路（静脉端），将体外循环灌注系统动静脉管路与股动静脉穿刺留置管连接。

股前外侧皮瓣为例：皮瓣移植修复术当日，取股前外侧皮瓣与体外灌注机连接，修复创面缺损，21 天后断蒂移除体外循环机。以术前彩色超声多普勒血流探测仪探测标记的皮支穿出点为中心，按游离皮瓣的"点、线、面"原则设计皮瓣，依据创面大小、形状设计制作布样，皮瓣较布样放大 1～2 cm，解剖分离出股外侧皮神经，采用"会师法"解剖分离出旋股外侧动脉降支的肌皮穿支，分离并妥善保护好股神经分支，确认皮瓣血运可靠后切断血管蒂。皮瓣断蒂后移位至受区与创缘临时固定数针，在手术显微镜下吻合体外循环机动脉管道与旋股外侧动脉降支，将 1～2 支伴行静脉吻合于体外循环机静脉管道，股外侧皮神经与隐神经或腓肠神经缝合，阔筋膜与残存跖腱膜或跟骨骨膜缝合固定，确定皮瓣血运可靠后，封闭创口，皮瓣下置管冲洗引流。皮瓣供区创面止血后，闭合肌间隙，于对侧大腿切取中厚皮移植修复。

3.3.4　体外循环加压灌注系统。该系统以日本 JUN 55X 装置为主体，包括以下主要部分：①体外循环动力泵（滚轴泵）（日本 JUN 55X），为患肢血液形成局部环路形成足够的循环动力，同时通过转速调整，提高整个循环的血压。②人工心肺机膜式氧合器（婴儿型）（中国希建医用）：起到循环灌注过程中血液氧合的作用，为肢体肌肉组织供氧供能。③血液滤过装置：连续性血液滤过器（日本尼普洛 UT-500S），滤过体外循环血液中的肌酐、尿素氮等代谢废物，同时调整循环血液的酸碱平衡，调整电解质紊乱等。④一次性使用体外循环循环血路（日本来富恩 CH-CHF），体外循环的血液不发生凝固，血液红细胞不发生机械撞击，从而保证正常的血液灌注。⑤肝素泵：持续向循环中泵入肝素钠防止血液凝固。

3.4　治疗过程中的抗凝问题

3.4.1　普通肝素。是目前在血液净化中最常用的抗凝剂。普通肝素是硫酸多聚糖的异质复合物，分子量在 5-30KD，其所有作用是通过它们与循环中的抗凝血酶结合介导的。因此肝素的抗凝作用受到抗凝血酶-Ⅲ（AT-Ⅲ）的影响。危重患者的 AT-Ⅲ 浓度通常是下降的，这会影响肝素的活性。AT-Ⅲ 下降的原因通常是因凝血酶系统激活消耗过多和因肝功能下降合成减少所致。其他影响肝素的因素包括患者的体重和凝血功能状况。肝素的作用能被鱼精蛋白中和。

持续性血液灌注（持续性血液净化）应用肝素抗凝现大多是：①首先将肝素注入盐水中，对管道和滤器进行处理。②治疗开始后，定时从血路中注入肝素。在3000 mL盐水中加入12500 U的肝素对管道和滤器进行预冲，治疗开始，即从血路中注入首剂肝素1250～2500 U，随后，每小时注入250～500 U的肝素，根据监测的结果对肝素的用量进行调节。

治疗过程中需要监测：①部分凝血酶原时间（APTT），使其保持在正常值的1～1.5倍。②通过机器的监测系统，观察管路和滤器的各项压力指标，可以及早发现管路和滤器是否有堵塞的倾向。③监测滤器的滤过效率，可以把尿素氮作为指标，定时比较血液和滤过液中的浓度，如滤过率下降，意味着滤器的效率下降，提示抗凝不充分。

在使用肝素抗凝时，应注意个体化原则，要仔细观察，尽早摸索出患者的适宜剂量，并根据监测的结果和治疗的需要对肝素的用量进行调整。

3.4.2　低分子肝素。普通肝素可以数种方式裂解为较短的多糖——低分子肝素。低分子肝素有显著不同的药理特点。其分子量为4～6.5 KD，其抑制因子Xa的作用是抑制凝血酶作用的2～4倍。与普通肝素相比，低分子肝素更能预测剂量-效应关系，半率期较长，对血小板功能影响较小。鱼精蛋白对其不起作用。低分子肝素目前也常用于持续性血液净化的抗凝。有医院首剂从血路注入3000 U，以后每4小时注入1000～2000 U，根据监测的结果和治疗的需要进行调整。

3.4.3　局部肝素抗凝。这种抗凝方法是利用鱼精蛋白能中和

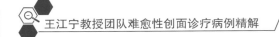

肝素的抗凝活性，从而消除肝素的全身作用，减少肝素所引起的并发症。具体的做法是，将肝素在滤器前的血路注入，防止体外的血路产生凝血，在滤器后的血路注入鱼精蛋白，消除肝素的作用。关于肝素和鱼精蛋白剂量比例关系，目前大多认为，1000 U 肝素对 10 mg 鱼精蛋白，需要考虑到肝素的半衰期，肝素用量越大，半衰期越长，因此，要根据监测的结果对肝素和鱼精蛋白的用量进行调整。

3.4.4 局部枸橼酸盐抗凝。在滤器前的血路中注入枸橼酸盐，它们结合血中的离子钙，起到抗凝作用，然后在滤器后的血路中注入氯化钙，以补充血中的离子钙，这就是局部枸橼酸盐抗凝。局部枸橼酸盐抗凝主要用于有高度出血倾向的患者。对于有高度出血倾向的患者，有时可应用无肝素血液净化，但对血流量的要求较高。局部枸橼酸盐抗凝对血流量要求不高，引起代谢性碱中毒的可能，应引起注意。

3.5 皮瓣灌注与动脉化静脉皮瓣

静脉皮瓣是主要血供通过静脉系统进入及流出的皮瓣，相比较传统的动脉皮瓣，静脉皮瓣有其自身的优点，包括：设计容易、不需要深度解剖、不牺牲皮瓣供区的主干血管，皮瓣供区的位置不受限制，皮瓣供区的并发症少。

基于血管进入和离开皮瓣以及这些血管内血流的方向提出了静脉皮瓣的 3 种分型。Ⅰ型：单蒂静脉皮瓣，Ⅱ型：双蒂静脉皮瓣，Ⅲ型：动脉化的静脉皮瓣，其由近端动脉与皮瓣静脉的近端吻合后灌注，并且从远端静脉流出。

应用体外循环灌注技术寄养游离皮瓣，当侧支循环建立后，再将皮瓣断蒂，最终皮瓣成活，存在失败风险，而且选择的是动脉皮瓣，例如选取的股前外侧皮瓣，则解剖范围较大，损伤皮瓣供区的主干血管，因此为了简化操作程序，更有利于皮瓣成活，后期研究选择静脉皮瓣，模仿Ⅲ型静脉皮瓣的原理，体外灌注系统的动脉端连接皮瓣静脉，将自体静脉血引出进行氧合后，来灌注由静脉皮瓣的静脉。静脉动脉化灌注的理论基础为：静脉动脉化静脉后组织早期血流的主要途径为动脉血流入细静脉后，经细静脉间交通支回流至起回流作用的细静脉内；静脉转流后微静脉可起到代替毛细血管的作用。目前认为，静脉动脉化可通过血压进行有效的静脉血管扩张，关闭或使静脉瓣失效，血液流经缺血部位进行循环，随之开放微静脉短路，为周围组织有效提供血运，随着缺血组织血管化的完成，血流则逐渐变为生理性血流循环，从而有效保证组织成活。

参考文献

1. LECHLEITNER M, ABRAHAMIAN H, FRANCESCONI C, et al. Diabetic neuropathy and diabetic foot syndrome (Update 2019). Wien Klin Wochenschr, 2019, 131 (Suppl 1)：141 - 150.

2. YAZDANPANAH L, SHAHBAZIAN H, NAZARI I, et al. incidence and risk factors of diabetic foot ulcer：a population-based diabetic foot cohort (ADFC Study) - two-year follow-up study . Int J Endocrinol, 2018, 2018：7631659.

3. WANG A, XU Z, MU Y, et al. Clinical characteristics and medical costs in patients with diabetic amputation and nondiabetic patients with nonacute amputation in central urban hospitals in China. Int J Low Extrem Wounds, 2014, 13 (1)：17 - 21.

4. JIANG Y, RAN X, JIA L, et al. Epidemiology of type 2 diabetic foot problems and predictive factors for amputation in China. Int J Low Extrem Wounds, 2015, 14 (1)：19 - 27.

5. XU Z, RAN X. Diabetic foot care in China：challenges and strategy. Lancet Diabetes Endocrinol, 2016, 4 (4)：297 - 298.

6. 中华医学会糖尿病学分会. 中国 2 型糖尿病防治指南 (2017 年版). 中国实用内科杂志, 2018, 38 (4)：292 - 344.

7. 王江宁, 高磊. 糖尿病足慢性创面治疗的新进展. 中国修复重建外科杂志, 2018, 32 (7)：832 - 837.

8. ALEXANDRESCU V A, BROCHIER S, LIMGBA A, et al. healing of diabetic neuroischemic foot wounds with vs without wound-targeted revascularization: preliminary observations from an 8-year prospective Dual-Center registry. J Endovasc Ther, 2020, 27 (1): 20 - 30.

9. KHIN N Y, DIJKSTRA M L, HUCKSON M, et al. Hypertensive extracorporeal limb perfusion for critical limb ischemia . J Vasc Surg, 2013, 58 (5): 1244 - 1253.

10. 王雷, 聂鑫, 尹叶锋, 等. 体外循环灌注系统下应用脉络宁治疗下肢挤压伤挤压综合征模型猪. 中国组织工程研究, 2019, 23 (11): 1723 - 1729.

11. 杨磊, 高磊, 王雷, 等. 体外循环系统下加压灌注改善模型猪下肢血运. 中国组织工程研究, 2018, 22 (4): 553 - 557.

12. 王富军. 中国糖尿病足防治指南 (2019 版) 解读. 河北医科大学学报, 2019, 40 (11): 1241 - 1245, 1250.

13. 高磊, 王江宁, 尹叶锋. 2019《国际糖尿病足工作组糖尿病足预防和治疗指南》解读. 中国修复重建外科杂志, 2020, 34 (1): 16 - 20.

14. FIRNHABER J M, POWELL C S. Lower extremity peripheral artery disease: diagnosis and treatment. Am Fam Physician, 2019, 99 (6): 362 - 369.

15. MENDES-PINTO D, RODRIGUES-MACHADO M D G, NAVARRO T P, et al. Association Between Critical Limb Ischemia, the Society for Vascular Surgery Wound, Ischemia and Foot Infection (WIfI) Classification System and Arterial Stiffness. Ann Vasc Surg, 2020, 63: 250 - 258.

16. CHERVIAKOV I V, KHA K N, GAVRILENKO A V, et al. Differentiated approach to treatment of decompensated lower limb ischaemia with the use of the WIFI classification system. Angiol Sosud Khir, 2019, 25 (1): 9 - 16.

17. LANE R J, PHILLIPS M, MCMILLAN D, et al. Hypertensive extracorporeal limb perfusion (HELP): a new technique for managing critical lower limb ischemia. J Vasc Surg, 2008, 48 (5): 1156 - 1165.

18. KUECKELHAUS M, FISCHER S, SISK G, et al. A Mobile Extracorporeal Extremity Salvage System for Replantation and Transplantation. Ann Plast Surg, 2016, 76 (3): 355 - 360.

19. TAEGER C D, LAMBY P, DOLDERER J, et al. Extracorporeal Perfusion for

Salvage of Major Amputates. Ann Surg, 2019, 270 (1): e5 - e6.

20. SCHMIDT C A, RANCIC Z, LACHAT M L, et al. Hypothermic, initially oxygen-free, controlled limb reperfusion for acute limb ischemia. Ann Vasc Surg, 2015, 29 (3): 560 - 572.

21. NAMGOONG S, YANG J P, YOO K H, et al. Comparison of perfusion values after percutaneous transluminal angioplasty according to the severity of ischaemia in the diabetic foot. Int Wound J, 2019, 16 (1): 176 - 182.

22. CILDAG M B, KOSEOGLU O F K. The Effect of charcot neuroarthropathy on limb preservation in diabetic patients with foot wound and critical limb ischemia after balloon angioplasty. J Diabetes Res, 2017, 2017: 5670984.

23. BILLS J D, BERRIMAN S J, NOBLE D L, et al. Pilot study to evaluate a novel three-dimensional wound measurement device. Int Wound J, 2016, 13 (6): 1372 - 1377.

24. STAFFA E, BERNARD V, KUBICEK L, et al. Using noncontact infrared thermography for long-term monitoring of foot temperatures in a patient with diabetes mellitus. Ostomy Wound Manage, 2016, 62 (4): 54 - 61.

25. STAFFA E, BERNARD V, KUBICEK L, et al. Infrared thermography as option for evaluating the treatment effect of percutaneous transluminal angioplasty by patients with peripheral arterial disease. Vascular, 2017, 25 (1): 42 - 49.

26. ZUBAIR M, AL AMRI M, AHMAD J. A retrospective study of ABI and TBI during the healing of ulcer among diabetic patients. Diabetes Metab Syndr, 2019, 13 (1): 78 - 83.

27. KALANI M, BRISMAR K, FAGRELL B, et al. Transcutaneous oxygen tension and toe blood pressure as predictors for outcome of diabetic foot ulcers. Diabetes Care, 1999, 22 (1): 147 - 151.

28. REIBER G E, RAUGI G J. Preventing foot ulcers and amputations in diabetes. Lancet, 2005, 366 (9498): 1676 - 1677.

29. AKBARI C M, LOGERFO F W. Diabetes and peripheral vascular disease. J Vasc Surg, 1999, 30 (2): 373 - 384.

30. BROWNRIGG J R, HINCHLIFFE R J, APELQVIST J, et al. Performance of prognostic markers in the prediction of wound healing or amputation among patients

with foot ulcers in diabetes: a systematic review. Diabetes Metab Res Rev, 2016, 32 (Suppl 1): 128 – 135.

31. LOWRY D, SAEED M, NARENDRAN P, et al. The difference between the healing and the nonhealing diabetic foot ulcer: a review of the role of the microcirculation. J Diabetes Sci Technol, 2017, 11 (5): 914 – 923.

32. 汪涛, 赵珺, 梅家才, 等. WIFi 分级用于预测糖尿病足合并周围血管病变患者下肢血管再通后伤口愈合效果研究. 中国实用外科杂志, 2016, 36 (12): 1293 – 1297.

33. 杨文超, 赵珺, 梅家才, 等. 采用 WIFi 分级分析糖尿病足小截肢相关危险因素. 中国血管外科杂志（电子版）, 2017, 9 (1): 37 – 39.

34. ZHANG P, LU J, JING Y, et al. Global epidemiology of diabetic foot ulceration: a systematic review and meta-analysis (dagger). Ann Med, 2017, 49 (2): 106 – 116.

35. MORBACH S, FURCHERT H, GROBLINGHOFF U, et al. Long-term prognosis of diabetic foot patients and their limbs: amputation and death over the course of a decade. Diabetes Care, 2012, 35 (10): 2021 – 2027.

36. JUNRUNGSEE S, KOSACHUNHANUN N, WONGTHANEE A, et al. History of foot ulcers increases mortality among patients with diabetes in Northern Thailand. Diabet Med, 2011, 28 (5): 608 – 611.

37. HINCHLIFFE R J, BROWNRIGG J R, ANDROS G, et al. Effectiveness of revascularization of the ulcerated foot in patients with diabetes and peripheral artery disease: a systematic review. Diabetes Metab Res Rev, 2016, 32 (Suppl 1): 136 – 144.

38. JEFFCOATE W J, BUS S A, GAME F L, et al. Reporting standards of studies and papers on the prevention and management of foot ulcers in diabetes: required details and markers of good quality. Lancet Diabetes Endocrinol, 2016, 4 (9): 781 – 788.

39. RICCO J B, THANH PHONG L, SCHNEIDER F, et al. The diabetic foot: a review. J Cardiovasc Surg (Torino), 2013, 54 (6): 755 – 762.

40. ADAM D J, BEARD J D, CLEVELAND T, et al. Bypass versus angioplasty in severe ischaemia of the leg (BASIL): multicentre, randomised controlled trial. Lancet, 2005, 366 (9501): 1925 – 1934.